learnIT!L v3

Advanced Service Management • Pocket Book

2. Auflage August 2008, Version 1.2
Auflage: 5000 Stück

Herausgeber: Serview GmbH
Gartenstr. 23
61352 Bad Homburg
Tel.: +49(0)6172/177440
Fax: +49(0)6172/1774499
E-Mail: info@serview.de
Internet: www.serview.de

Autoren:
- Michael Kresse
- Markus Bause

Co-Autoren:
- Katrin Alt
- Dr. Gisela Böndgen
- Gerd Cardinale
- Thomas Engelmann
- Johannes Fauth
- Holger Franke
- Steffen Gratzke
- Björn Hinrichs
- Timo König
- Hans-Jürgen Kresse
- Gerald Reis
- Dirk Rosenow
- Torsten Schneider
- Sascha Swidlowski
- Michael Thissen
- Heiko Voss
- Michael Weber

Layout & Satz: Agentur wem, Breite Straße 1, 50354 Hürth

ISBN 978-3-9810977-8-8

Inhalt:

Vorwort

Es ist wie mit einem guten Wein, er muss die notwendige Zeit bekommen zum Reifen. Seit über 20 Jahren gibt es die IT Infrastructure Library, kurz ITIL®, um den IT-Organisationen Anregungen und Ideen für Ihre Geschäftsausrichtung an die Hand zu geben. Die Version 1 von ITIL war im deutschsprachigen Raum nur Wenigen ein Begriff. Erst mit der Version 2 entstieg ITIL® dem Winterschlaf und wurde zu dem de-facto Standard für IT Service Management. Vor gut zwei Jahren dann brach ITIL® erneut zur Reise auf, um weiter erwachsen zu werden. ITIL® der Version 3 entstand.

Im Frühsommer 2007 wurde diese mit Spannung erwartete Version veröffentlicht. Man kann mit Recht behaupten, ITIL® ist erwachsen geworden. Auf mehr als 1500 Seiten beschreibt ITIL® Version 3 in der originalen englischen Ausgabe nun Ideen für eine kundenorientierte IT-Organisation. Für dieses Advanced Service Management Pocket Book „learnITIL v3" haben wir uns als Ziel gesetzt, das Wesentliche aus dieser neuen Sammlung in eine überschaubare Größenordnung zu transportieren, angereichert mit wichtigen Informationen über angrenzende Methoden zur Steuerung und Optimierung der IT.

Beim Lesen des Buches habe ich für mich festgestellt, dass wir unser Ziel erreicht haben. Doch es ist wie mit guten Weinen. Es entscheidet immer noch der persönliche Geschmack über die wirkliche Reife.

Ich wünsche Ihnen viel Spaß beim Lesen,

Ihr Michael Kresse

Grußwort

Die Rahmenbedingungen wirtschaftlichen Handelns sind schon seit jeher einem permanenten Wandel unterlegen. Im Laufe der Geschichte hat sich dieser Wandel mehr oder weniger schnell und mit unterschiedlichen Auswirkungen auf Märkte und Unternehmen vollzogen. In einer Welt globaler Märkte und global agierender Unternehmen ist eine bisher nicht gekannte Dynamik von Veränderungsprozessen festzustellen.

Angesichts dieser Entwicklung hängt das „Überleben“ von Unternehmen entscheidend von der Flexibilität zur Anpassung an veränderte Bedingungen ab. Dynamische Märkte erfordern die Fähigkeit, sich mit veränderten – und häufig gänzlich neuen – Geschäftsmodellen und Unternehmensstrategien in einem harten Wettbewerb zu behaupten. Das wiederum hat zur Folge, dass innerhalb der Unternehmen organisatorische Strukturen, vor allem aber Prozesse und Abläufe, verändert oder neu gestaltet werden müssen. Prozessoptimierung und prozessorientierte Unternehmensorganisation sind hier die Schlagworte.

Weil interne, und selbstverständlich auch unternehmensübergreifende, Prozesse ohne die Unterstützung der Informationstechnologie (IT) nicht mehr denkbar sind, hängt der Erfolg der Einführung und Umsetzung flexibler Geschäftsmodelle auch, und wahrscheinlich entscheidend, von der optimalen Organisation der IT-Prozesse und -Abläufe ab.

ITIL (Information Technology Infrastructure Library) bietet ein Toolset, dessen konsequente Anwendung nachweisbare Effizienzsteigerungen der IT-Prozesse nach sich zieht und damit die Grundlage für die gewünschte effiziente Unterstützung der Businessprozesse liefert. Die ITIL-Version 2.0 hat sich als anerkannter Standard im IT-Markt durchgesetzt. Die jetzt vorliegende ITIL-Version 3.0 ist die konsequente Weiterentwicklung und Verbesserung des methodischen Ansatzes mit dem Ziel, die IT-Prozesse permanent weiter zu verbessern.

Die Serview GmbH ist exzellent darauf vorbereitet, Unternehmen zu allen Aspekten der ITIL v3 zu beraten und Mitarbeiter zu ITIL-Experten auszubilden und zu zertifizieren.

Ihr Dr. Jürgen Kratz
Vorsitzender des Beirats der Serview GmbH

I Einführung

1.1 Erfolgsfaktoren für die Implementierung von Service Management

Die sechs Erfolgsfaktoren für die Einführung von Service Management mit ITIL:

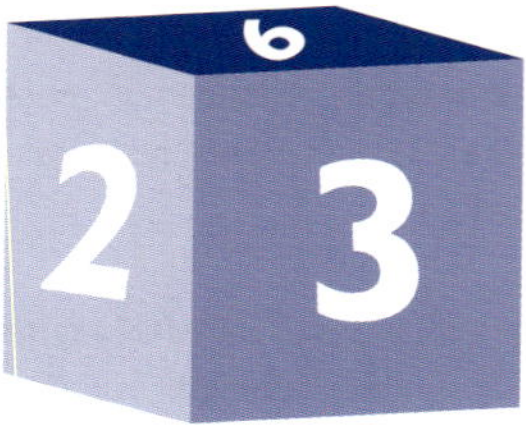

1. **Geschäftsprozesse der IT-Kunden**
2. **Kunden & Anwender der IT**
3. **Mitarbeiter & Management der IT**
4. **ITSM Toolset**
5. **Kultur- & Organisationsmodell**
6. **IT-Prozessmodell**

ITIL (IT Infrastructure Library) hat zum Ziel, die Kerngeschäftsprozesse (1) ihrer Kunden (2) durch entsprechend ausgerichtete IT Services zu unterstützen. Im Gegensatz zum Anwender, der die Services der IT zur Erfüllung seiner Arbeit nutzt, ist der Kunde derjenige, der die Services in Zusammenarbeit mit dem Service Level Management definiert und auch letztendlich bezahlt. Für diese beiden Gruppen von IT-Kontakten gibt es bei ITIL dedizierte Schnittstellen. Für den Kunden ist dies das Service Level Management. Für die Anwender steht der Service Desk als Single Point of Contact zur Verfügung.

Wichtig bei Beginn einer Implementierung ist das Ausformulieren des „Anstoßes des Handelns", der eine ehrliche Aussage über die derzeitige Situation und die kommenden Veränderungen für die IT-Mitarbeiter (3) und den Verantwortlichen beinhaltet sowie auch die Folgen (z. B. Kosten) des Nichtstuns darstellt. Gerade bei der Einführung von „neuen" Service Management Prozessen steht der IT-Mitarbeiter (3) im Mittelpunkt des Interesses. Hierbei geht es darum, Ängste und Unsicherheiten durch klare Botschaften zu nehmen. Durch ein ITSM-konformes Tool (4), das die ITSM-Terminologie und dessen Workflows sauber abbildet (siehe IT!L-Certified Tool), und den Ansatz der Einführung in kleinen Schritten steigt die Akzeptanz der beteiligten IT-Mitarbeiter ebenfalls.

Zusätzlich ist eine auf die Dauer der Implementierung angelegte ITSM-Awareness-Kampagne durch einen glaubwürdigen Vermittler unverzichtbar. Bezüglich der künftigen Prozessorganisation (5) ist auch die Herangehensweise an die Implementierung von Service Management mit ITIL (6) von entscheidender Bedeutung.

Nur wenn diese sechs Erfolgsfaktoren gleichermaßen berücksichtigt werden, wird sich ein messbarer Nutzen von Service Management einstellen.

1.2 Überblick über IT-Management Frameworks

1.2.1 Was ist ITIL®?

ITIL ist eine herstellerunabhängige Sammlung von Best Practices, mit denen es IT-Organisationen über einen prozessorientierten skalierbaren Ansatz ermöglicht wird, Effizienzsteigerungen innerhalb ihrer IT-Prozesse zu erzielen und somit ihren Kunden einen gleich bleibenden IT Service zu liefern.

ITIL steht als Abkürzung für „Information Technology Infrastructure Library". Federführend arbeitet das britische Office of Government Commerce (OGC), das aus der ehemaligen Regierungsstelle Central Computer and Telecommunications Agency (CCTA) hervorgegangen ist, zusammen mit verschiedensten IT Service Management-Instituten und Foren am Ausbau der Bibliothek. Seit den 90er Jahren hat sich ITIL zu einem internationalen De-facto-Standard entwickelt. ITIL war anfangs eine Serie von mehr als 40 Büchern über IT Service Management und bestand aus 26 Modulen. Diese erste große Library bezeichnet man auch als ITIL 1.0. Im Zuge der ständigen Verbesserung und der Anpassung an die aktuellen Situationen im IT-Umfeld wurden zwischen den Jahren 2000 und 2004 die Inhalte von ITIL 1.0 in einem großen Release modernisiert und in acht wesentlichen Büchern zusammengefasst: ITIL 2.0. Im Frühsommer 2007 erschien die ITIL-Version 3.0. Die auffälligste Änderung von ITIL in der Version 3.0 ist die Etablierung einer neuen Struktur.

Diese Struktur besteht aus drei wesentlichen Bereichen:
- ITIL Core (Kernpublikationen)
- ITIL Complementary Guidance (Ergänzungen)
- ITIL Web Support Services

Die Kernpublikationen bilden einen Satz von fünf Büchern, die ein Lifecycle Modell von der Service Strategie und vom Service Design bis zur kontinuierlichen Service Verbesserung abbilden. Die hierin enthaltenen Bücher beinhalten die folgenden Titel und Themen:

Core Books in ITIL v3 – Service Lifecycle:
- Service Strategy (Service Strategie)
- Service Design (Modelle für den Betrieb)
- Service Transition (Service Implementierung bzw. Einführung)
- Service Operation (operativer Betrieb von Services)
- Continual Service Improvement (kontinuierliche Verbesserung von Services)

1.2.2 Seminar- und Qualifizierungsschema ITIL® v3

Im Rahmen von ITIL v3 ist folgendes Seminar- und Qualifizierungsangebot vorhanden:

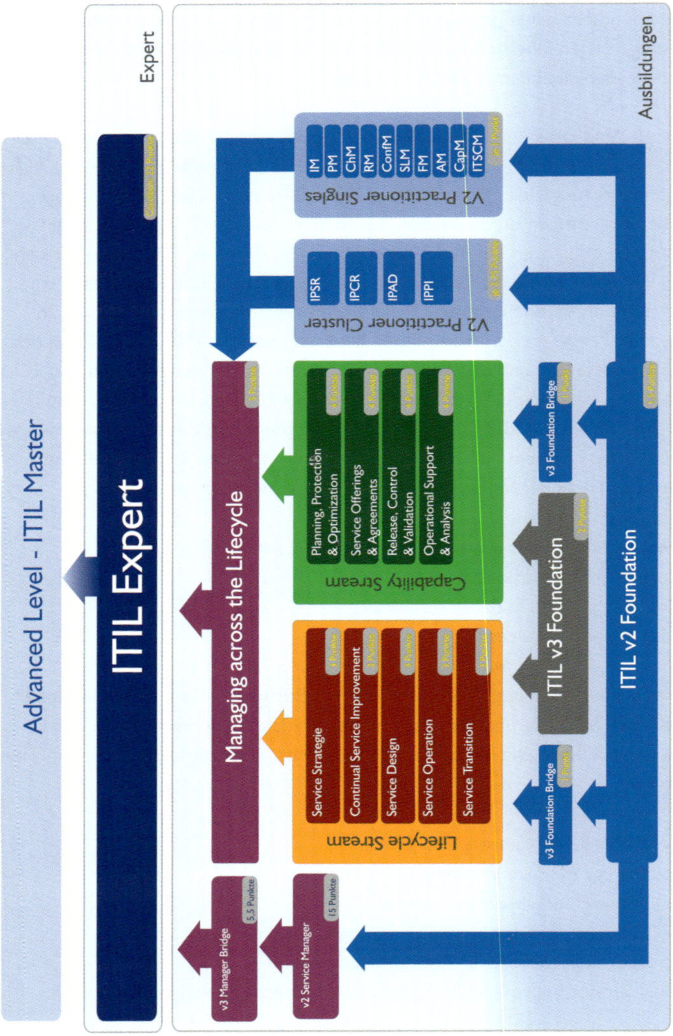

1.2.3 Welche ITSM Qualifizierungen für wen?

Level	Schulungen / Fragestellungen	Ich möchte den Status ITIL Expert erreichen und habe bis jetzt noch keine ITIL Zertifizierung (ISEB/EXIN/TÜV)	Ich möchte den Status ITIL Expert erreichen und habe das Zertifkat ITIL Foundation der Version 2 (ISEB/EXIN/TÜV)	Ich möchte den Status ITIL Expert erreichen und habe das Zertifikat ITIL Service Manager der Version 2 (ISEB/EXIN/TÜV)	Ich möchte die komplette Lifecycle Stream der Version 3 erreichen und habe bis jetzt noch kein offizielles ITIL Zertifikat (ISEB/EXIN/TÜV)	Ich möchte die komplette Capability Stream der Version 3 erreichen und habe bis jetzt noch kein offizielles ITIL Zertifikat (ISEB/EXIN/TÜV)	Ich möchte die komplette Lifecycle Stream der Version 3 erreichen und habe das ITIL Foundation Zertifikat Version 2 (ISEB/EXIN/TÜV)	Ich möchte die komplette Capability Stream der Version 3 erreichen und habe das ITIL Foundation Zertifikat Version 2 (ISEB/EXIN/TÜV)
Expert	Managing across the Lifecycle	●	●					
Expert	v3 Manager Bridge			●				
Lifecycle Stream	Service Strategie	●	●		●		●	
Lifecycle Stream	Service Design	●	●		●		●	
Lifecycle Stream	Service Transition	●	●		●		●	
Lifecycle Stream	Service Operation	●	●		●		●	
Lifecycle Stream	Continous Service Improvement	●	●		●		●	
Capability Stream	Planning, Protection & Optimization					●		●
Capability Stream	Service Offerings & Agreements					●		●
Capability Stream	Release, Control & Validation					●		●
Capability Stream	Operational Support & Analysis					●		●
Basis	ITIL v3 Foundation	●			●	●		
Basis	Bridge ITIL Foundation v2 > v3		●				●	●

1.2.4 Wie werde ich ITIL®-Expert?

		ITIL Expert Variante 1	ITIL Expert Variante 2	ITIL Expert Variante 3	ITIL Expert Variante 4	ITIL Expert Variante 5	ITIL Expert Variante 6	ITIL Expert Variante 7
	Total number of credits	22	23	22	24	25	25	24
	ITILv3 Manager Bridge	15						
	ITILv2 Service Manager	5,5						
Expert	Managing across the Lifecycle		5	5	5	5	5	5
Lifecycle Stream	Service Strategie			3				3
	Service Design			3			3	3
	Service Transition			3	3			
	Service Operation			3	3	3		
	Continous Service Improvement			3	3	3	3	3
Capability Stream	Planning, Protection & Optimization		4		4	4		
	Service Offerings & Agreements		4		4	4	4	
	Release, Control & Validation		4			4	4	4
	Operational Support & Analysis		4				4	4
Basis	ITIL Foundation v3		2	2	2	2	2	2
	ITIL Foundation v2	1,5						

1.2.5 Wie implementiere ich Service Management erfolgreich?

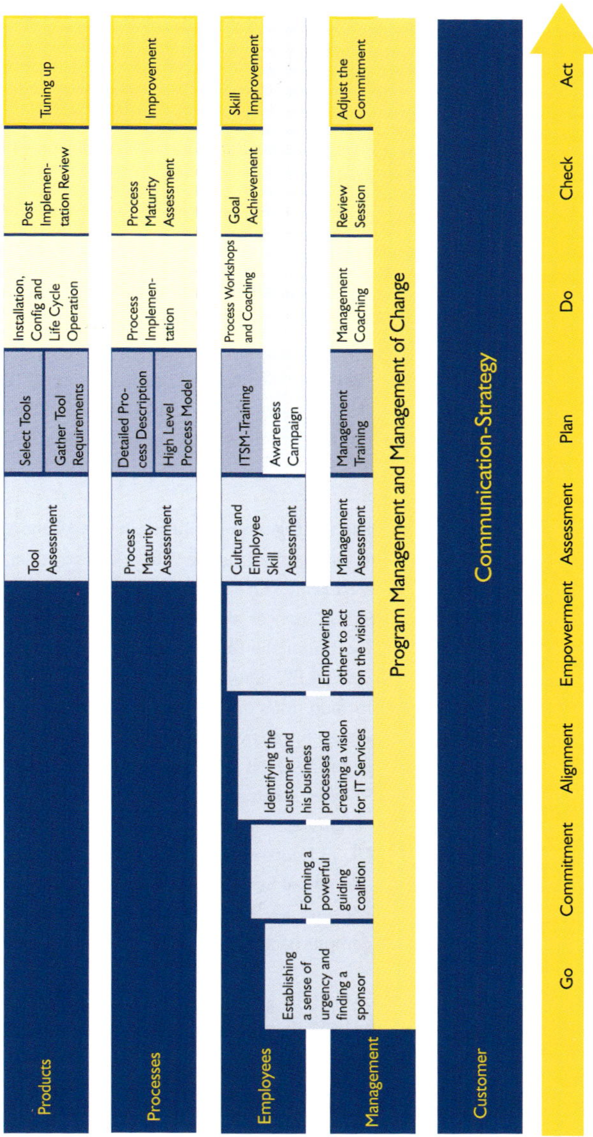

1.3 Gegenüberstellung ITIL® v2 vs. ITIL® v3

ITIL in der Version 3 hat im Vergleich zu Version 2 eine viel stärkere Gewichtung auf den Faktoren Mensch, Mitarbeitermotivation sowie Kultur- und Organisationsveränderung. Zusätzlich werden in ITIL v3 weitere Funktionen (ergänzend zum Service Desk) grundlegend definiert und eingeführt. Beispielhaft sind hier neue Funktionen wie z. B. Technical Management, Operations Control, Application Management und Facilities Management zu nennen, die sich im Wesentlichen aus dem IT Operations Management (ICT Infrastructure Management in ITIL v2) heraus definieren.

Des Weiteren haben in ITIL v3 die definierten Prozessrollen weiterhin eine wichtige Bedeutung. Um vorhandene Lücken aus Version 2 der Library zu füllen, wurden zusätzliche Rollen wie Deployment Manager, Service Asset Manager, Service Catalogue Manager, Continual Service Improvement Manager etc. eingeführt. Hierbei handelt es sich um Rollen, die bei einer wirklichen Umsetzung von ITIL v2 in der Praxis so oder so ähnlich individuell von jedem die ITIL anwendenden Unternehmen eigenständig entwickelt werden mussten. Mit Version 3 gibt es nun sinnvolle Ansätze zu diesen Rollen.

In ITIL v3 wird die IT als eine strategische Business Unit angesehen, die sowohl als interne als auch als externe Organisationseinheit (Service Provider) den geforderten und nachweislichen Mehrwert (Value Creation) im Rahmen der Wertschöpfungskette liefern muss. ITIL v3 definiert in ihrer aktuellen Ausprägung den Ansatz, dass IT-Prozesse, Menschen und Tools über die Businessstrategie zu integrieren sind. In ITIL v3 spricht man daher von den „4 P“, denn zu den bekannten Faktoren Processes, People und Products kommt nun noch die Komponente „Provider“ hinzu. Aus diesen und weiteren Erkenntnissen heraus wurde speziell ein Buch für den Themenkomplex „Service Strategy“ verfasst, das die Grundmodelle für alle anderen Bücher beinhaltet und übergreifend einen strategischen Gesamtrahmen bildet. War in ITIL v2 das Thema Continuous Improvement in jedem Buch und mit jedem Prozess für sich verbunden, so stellt ITIL v3 heute ein konsolidiertes und übergreifend gültiges Konzept für die Thematik Continual Service Improvement bereit und kommt hiermit einer wesentlichen Forderung aus Standards wie ISO 20000 nach einem kontinuierlichen Qualitätsmanagement nach.

In der folgenden Tabelle werden die grundlegenden und zentralen Änderungen zwischen ITIL v2 und v3 kurz dargestellt, um den Anreiz dazu zu liefern, sich detaillierter mit den Themen auseinanderzusetzen:

Thema	Kategorie	Kurzbeschreibung
1. Framework	Struktur	Das Framework in ITIL v3 richtet sich stärker an der Wertschöpfung des Kunden aus. Zielsetzung: **„Value Creation for the customer"**. ITIL v3 schaut mehr auf den Prozessoutput als ITIL v2.
2. 1. Core 2. Complementary 3. Web Support Services	Grundstruktur	1. Core Best Practice Guidance 2. Support für spezielle Marktbereiche oder Technologien 3. Ergänzende Dokumente und Produkte (Templates, Studies etc.)
3. Service Strategy	ITIL v3 Core	Grundkonzepte, die in ITIL v3 übergreifende Gültigkeit haben, werden in diesem Buch zusammengefasst.
4. Management of Change	Erfolgsfaktor ITSM	ITIL v3 fokussiert verstärkt auf den Faktor Mensch, auf kulturelle und organisatorische Veränderungen.
5. Neue Funktionen	Funktion	In ITIL v3 gibt es in Service Operation weitere Funktionen wie Operations Control, Application Management, Technical Management und Facilities Management.
6. Capacity Management	Prozess / Funktion	Capacity Management wird in ITIL v3 als Prozess und auch als Funktion mit einer besonderen Ausprägung gesehen.
7. Service und Service Management	Begrifflichkeiten (Grunddefinition)	ITIL v3 legt den Schwerpunkt bei der Grunddefinition dieser Begrifflichkeiten auf „Value delivering to a customer" mit Fokus auf den Prozessoutput.
8. Utility & Warranty	Serviceelemente aus strategischer Sicht	**Utility** = Fit for Purpose Elemente/Attribute reflektieren die Anforderungen des Kunden so, dass ein positiver Effekt bezüglich des Outputs entsteht. **Warranty** = Fit for Use Die Servicestrukturen aus Sicht des Betriebs haben solche Ausprägungen, dass der Service auch stabil und sicher bereitgestellt werden kann.

Thema	Kategorie	Kurzbeschreibung
9. Service Portfolio (Neues Konzept)	Model	Service Portfolio bezeichnet sämtliche möglichen bzw. bereits erbrachten Services (beinhaltet Service Catalogue, Service Pipeline und Retired Services).
10. Service Catalogue Management	Prozess-struktur	Der Servicekatalog ist in ITIL v3 ein eigenständiger Bereich -> Service Catalogue Management und im Service Design angesiedelt.
11. Service Model (Neues Konzept)	Model	Service Model bezeichnet die Grundstrukturen eines Services, die sich aus Market Space, Service Portfolio und den Kundenanforderungen aus einem dynamischen Umfeld heraus für den Betrieb definieren lassen.
12. Market Space (Neues Konzept)	Konzept	Define the market -> Service Strategy
13. Demand Management	Prozess	Kundenanforderungsmanagement in Service Strategy
14. Financial Management	Prozess	Ist in ITIL v3 mit weitaus geringerem Fokus aufgesetzt und damit auch schwächer ausgeprägt als in ITIL v2 (-> Service Strategy).
15. Return on Investment	Prozess	Neu in ITIL v3 -> Service Strategy mit dem Ziel der Wirtschaftlichkeitsbetrachtung, deswegen auch Financial Management mit weniger Anteil .
16. Service Provider Model	Model	ITIL v3: Internal Provider, External Provider und Shared Services (-> Service Design)
17. Service Knowledge Management	Prozess	ITIL v3 legt stärkeren Fokus auf Knowledge (siehe auch Faktor Mensch) verbunden mit einem Knowledge Management System (-> Service Transition).
18. Availability Management	Prozess	Dem Service Design zugeordnet, ist deutlich weniger ausgeprägt als in ITIL v2.

Thema	Kategorie	Kurzbeschreibung
19. Contract	Begriff	In ITIL v3 bekommt der Begriff „Contract“ größere Bedeutung als „Agreement“ aus ITIL v2.
20. Service Asset and Configuration Management (SACM)	Prozess	Dieses Thema bekommt in ITIL v3 noch größeres Gewicht – es wird sich von der logischen CMDB (in v3 CMS) etwas gelöst. Service Asset erhält höhere Bedeutung.
21. Definitive Media Library	Begriff	Definitive Media Library ersetzt DSL, DHS und Dokumentation.
22. Release and Deployment Management	Prozess	Neuer Prozess in v3 mit mehr Standards zum Thema Betriebsübergabe mit „Early Life Support“.
23. Service V Model	Model	In Service Transition ein zentrales Model für die Qualitätssicherung der Tests / Testphasen.
24. Event Management	Prozess	Neuer Prozess in der Service Operation mit Fokus auf System Monitoring. Alert Management ist Bestandteil von Event Management.
25. Access Management	Prozess	Eigenständiger Prozess zur Verwaltung der Zugangsrechte, Passwörter für Services oder Service Gruppen.
26. Request Fulfilment	Prozess	Ersetzt Service Request Management aus ITIL v2.
27. Problem Management	Prozess	In ITIL v3 ist nur noch reaktives Problem Management in Service Operation. Proaktives PM ist nun Bestandteil von CSI. Es gibt die Trennung in Problem Control und Error Control nicht mehr.
28. Web Based Front End	Prozessunterstützung	In ITIL v3 sollen sämtliche Service Operation Prozesse durch ein Webportal unterstützt werden.
29. CSI – 7-Step Improvement Process	Prozess	In ITIL v3 gibt es einen eigenständigen Prozess, der die Aktivitäten des CSI beschreibt. Der Deming Cycle geht hierin auf, bleibt aber in seiner Grundausrichtung weiter selbständig bestehen.

1.4 *ISO/IEC 20000 – Der internationale Standard für IT Service Management Wie kam es zur ISO 20000?*

Bereits im November 2000 gab das British Standards Institute (BSI) eine neue Norm für Service Management in der Informationstechnologie heraus, den BS 15000. Offiziell bekannt gegeben wurde der BS 15000 am 6. November 2000 auf der Konferenz des IT Service Management Forums (itSMF) in Birmingham, England.

BS 15000 wandte sich sowohl an die Anbieter von IT Service Management-Dienstleistungen als auch an die Branchen, die ihre IT Services entweder an externe Dienstleiter vergaben oder selbst steuerten. Der BS 15000 wurde vom British Standard Institute (BSI) entwickelt und ist der erste weltweite Standard, der sich fokussiert auf das IT Service Management bezieht.

Im Zuge der Weiterentwicklung und der Verbreitung der Norm in der Europäischen Union wurde der BS 15000 in einem „Fast Tracking"-Verfahren in die ISO 20000 überführt und am 15. Dezember 2005 veröffentlicht.

Was ist die ISO 20000?

Dieser Standard beschreibt einen integrierten Satz von Managementprozessen für die Lieferung von Dienstleistungen als ganzheitlichen Ansatz zwischen internen und externen Organisationen im Rahmen des IT Service Managements. Die ISO 20000 ist ausgerichtet an den Prozessbeschreibungen von ITIL und ergänzt diese.

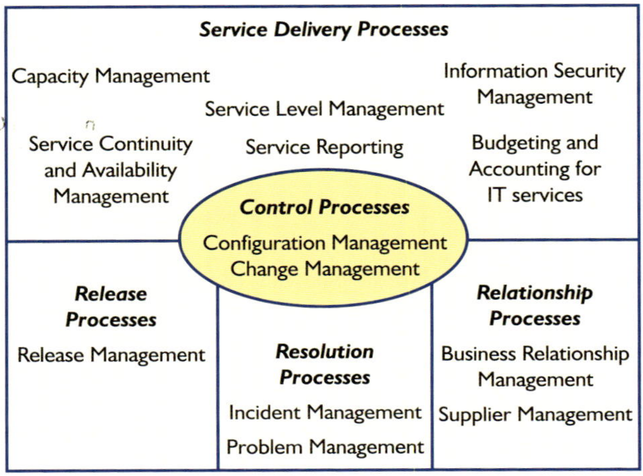

Abb.: ISO/IEC 20000 Service Management Prozesse

In der ISO 20000 werden die im vorstehenden Schaubild dargestellten Prozesse beschrieben. Die Funktion Service Desk ist nicht Bestandteil der Norm.

Die ISO 20000 dient als messbarer Qualitätsstandard für das IT Service Management. Dazu werden in der ISO 20000 die notwendigen Prozesse spezifiziert und dargestellt, die eine Organisation etablieren muss, um IT Services in definierter Qualität bereitstellen und managen zu können.

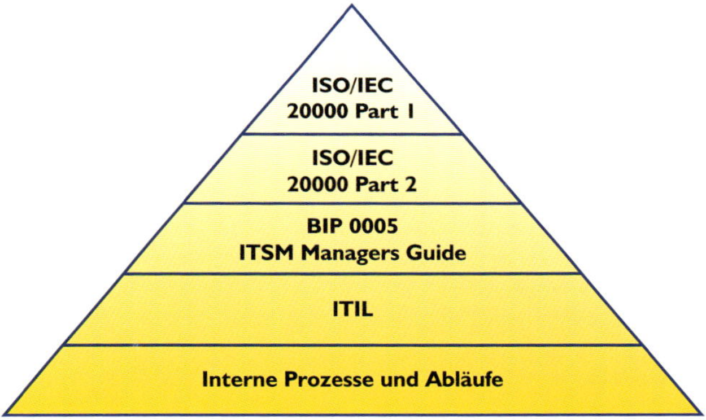

Abb.: Aufbau der ISO/IEC 20000

Teil 1 ISO 20000 Part 1 – „Service Management: Specification"

Der erste Teil des Standards (ISO 20000-1) enthält die formelle Spezifikation des Standards. Es sind Vorgaben dokumentiert, die eine Organisation einhalten, sicherstellen und nachweisen muss, um eine Zertifizierung zu erhalten. Die ISO 20000-1 enthält die „Musskriterien" des Standards.

Teil 2 ISO 20000 Part 2 – „Service Management: Code of Practice"

Innerhalb des zweiten Teils der ISO 20000 werden die Anforderungen des ersten Teils um Erläuterungen der Best Practice ergänzt. Die ISO 20000-2 bietet Leitlinien und Empfehlungen für IT Service Management-Prozesse im Rahmen des formellen Standards.

Teil 3 BIP 0005 – „IT Service Management – A Managers Guide"

Als Ergänzung zur ISO 20000 enthält das BIP 0005 des BSI (British Standards Institute) eine Managementbeschreibung zur Zielsetzung und zu den Inhalten des IT Service Management auf der Basis der ISO 20000 und von ITIL.

Teil 4 BIP 0015 – „IT Service Management Self-Assessment Workbook"

Mithilfe des BIP 0015 kann eine Selbstbewertung der bestehenden Prozesse in Relation zu den Vorgaben und den Best Practices der ISO 20000 vorgenommen werden. Hierzu sind zu jedem Prozess entsprechende Fragestellungen beschrieben.

Zertifizierung einer IT-Organisation

Die erfolgreiche Umsetzung von IT Service Management in einer IT-Organisation kann durch die ISO 20000 zertifiziert werden. Damit besteht die derzeit einzige Möglichkeit, eine erfolgreiche Implementierung des IT Service Management anhand eines internationalen Standards objektiv zu messen und zu auditieren. (Anmerkung: Die Zertifizierung von ITIL in einer IT-Organisation ist nicht möglich, da ITIL keinen Standard beschreibt, sondern Best Practices vermitteln soll.) Eine ISO-20000-Zertifizierung kann auf einen Kunden, einen IT Service oder einen Standort einer IT-Organisation begrenzt werden.

Durchgeführt werden diese Zertifizierungsaudits durch unabhängige Prüforganisationen – die RCBs (Registered Certification Bodies). Während eines Audits werden unter anderem folgende Voraussetzungen überprüft:

Die IT-Organisationen müssen verschiedene Dokumente und Reports (documents, records) vorweisen können bezüglich der Effektivität, Planung, des Handlings und der Steuerung der:

- Richtlinien und Pläne
- Service Level Agreements
- Prozesse und Prozeduren
- Aktualität der Reports
- Prozeduren und Verantwortlichkeiten für das Management der Dokumentationen

Alle Rollen und Verantwortlichkeiten des Service Management müssen definiert und aktuell bezüglich der geforderten Kompetenzen sein. Mitarbeiterkompetenzen und Trainingsanforderungen müssen überprüft werden.

Das Topmanagement muss:

- sicherstellen, dass jeder seine Rolle und Aktivitäten verstanden hat.
- sicherstellen, dass jeder seine Bedeutung bei der Erreichung der Zielsetzung des Service Management verstanden hat.

Seminar- und Qualifizierungsschema ISO 20000

Folgende Seminar- und Qualifizierungsangebote für das Thema ISO 20000 werden angeboten:

ISO 20000 Consultant (itSMF)

In diesem 3-tägigen Seminar lernen die Teilnehmer die beiden Teile der Norm kennen und setzen sich mit dem Ablauf der Zertifizierung auseinander. Für die Teilnahme ist eine Foundation erforderlich (empfohlen Service Manager/Expert).

IT-Personenzertifizierung nach ISO/IEC 20000

Diese Ausbildungsreihe ist in einer Kooperation zwischen der TÜV SÜD Akademie GmbH und der Exin entstanden. Sie bietet ein mehrschichtiges Framework neutrales Ausbildungsprogramm, um für jeden Teilnehmer eine individuelle Ausbildung zu ermöglichen und setzt keine weiteren Zertifikate voraus.

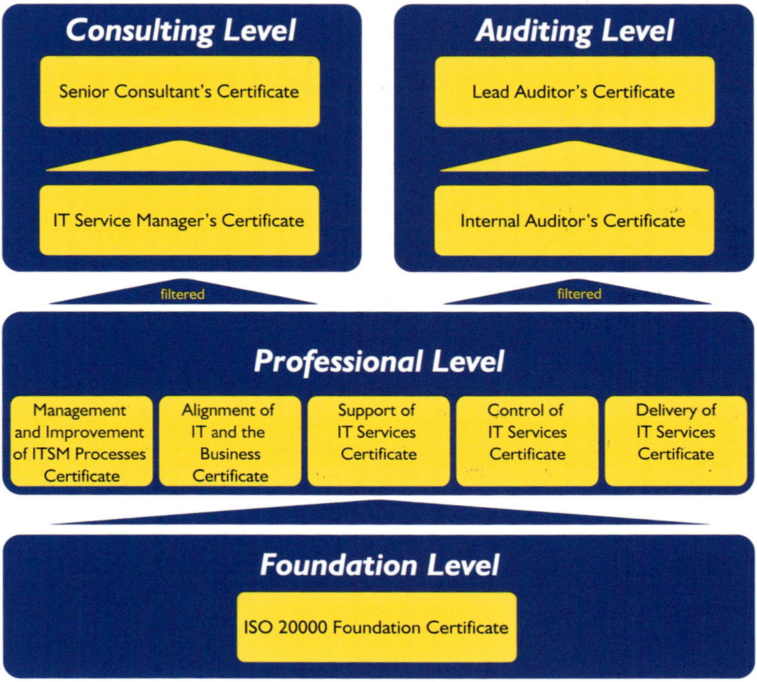

ISO 20000 Ausbildungsreihe (TÜV Süd/Exin)

Folgende Trainings werden angeboten:

Foundation Zertifikat in IT Service Management

Sie erreichen die unabhängige Anerkennung Ihrer Kenntnisse über die Grundlagen der ISO/IEC 20000 durch die Zertifizierungsstelle für Personal der TÜV SÜD Akademie GmbH. Sie verstehen die grundlegenden Ziele und Inhalte der ISO/IEC 20000 und sind in der Lage, beim Aufbau eines Managementsystems unterstützend mitzuwirken. Sie erwerben Grundkenntnisse in den Best Practices und des kontinuierlichen Verbesserungsprozesses (KVP). Mit dem Foundation Zertifikat gemäß ISO/IEC 20000 erfüllen Sie die erste Voraussetzung zur Zulassung für die weiterführenden Ausbildungsgänge im IT Service Management nach ISO/IEC 20000.

Zertifikate im Professional Level

Sie vertiefen Ihre in der Foundation erworbenen Kenntnisse in einem der fünf angebotenen Themengebiete. Dadurch werden Sie in die Lage versetzt eine interne Beratung und Vorbereitung zu einer Zertifizierung in Ihrer Organisation oder als Berater themenbezogen durchzuführen. Durch das Management and Improvement of ITSM Processes Certifcate und zwei weiterer Zertifikate aus dem Profession Level erfüllen Sie die Voraussetzung zur Zulassung für die weiterführenden Ausbildungsgänge des Consulting oder Auditing Levels.

Zertifikate im Consulting Level

Sie vertiefen Ihre Kenntnisse zum Aufbau eines Managementsystems und der internen Vorbereitung einer Unternehmenszertifizierung. Mit dem Erlangen des IT Service Manager´s Certificate runden Sie Ihre Ausbildung ab und können nach Vorlage von Nachweisen erfolgreich durchgeführter Projekte das Senior Consultant´s Certificate als höcheste Ausbildungsstufe erwerben.

Zertifikate im Auditing Level

Sie erlangen oder vertiefen Ihre Kenntnisse, um eigenständig Audits bei Unternehmen durchführen zu können. Um das Lead Auditor´s Certificate zu erlangen sind weitere Nachweise und Kurse zur Auditierung von Unternehmensstandards vorzulegen.

1.5 Was ist COBIT?

COBIT (Control Objectives for Information and related Technology) gilt als das international am meisten anerkannte Framework für IT Governance. Es gliedert die Aufgaben der IT in Form eines Domänen- und Prozess-Frameworks und liefert Verbindungen von Unternehmenszielen zu IT- und Prozesszielen. COBIT stellt darüber hinaus Messgrößen und Reifegradmodelle zur Verfügung und identifiziert Verantwortlichkeiten in der IT und in Fachbereichen.

Die Anwendung des Frameworks soll dabei die Erreichung folgender Ziele unterstützen:

- Ausrichtung der IT auf das Kerngeschäft des Unternehmens
- effiziente Unterstützung der Geschäftsprozesse durch die IT und damit verbundene Gewinnmaximierung
- verantwortungsvoller Umgang mit IT Ressourcen und deren Absicherung
- angemessenes Management von IT Risiken

COBIT wurde ursprünglich vom internationalen Verband der IT Revisoren (ISACA, Information Systems Audit and Control Association) entwickelt. Seit 2000 hat das IT Governance Institute als Schwesterinstitut der ISACA die Weiterentwicklung übernommen. COBIT basiert auf den international anerkanntesten Standards, Frameworks und Best Practices wie z. B. ITIL, CMMI, PMI oder ISO 27000. In COBIT werden diese unterschiedlichen Guidelines integriert und die wichtigsten Ziele in einem übergeordneten Framework zusammengefasst.

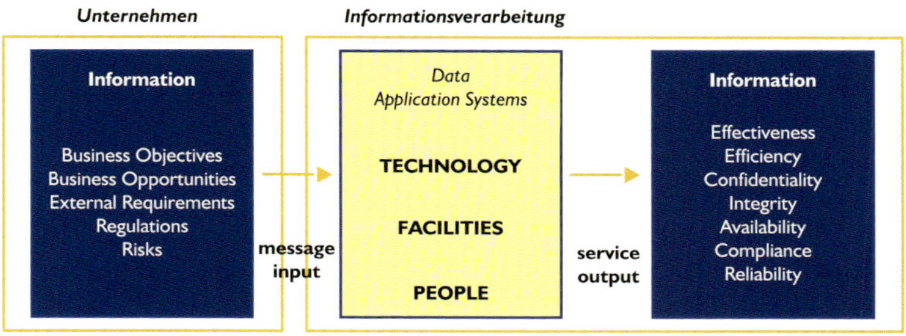

Abb.: CObIT-Informationskriterien und deren Abhängigkeiten (Quelle: ISACA)

Dabei konzentriert sich COBIT im Wesentlichen darauf, WAS erforderlich ist, um eine angemessene Steuerung der IT zu erreichen, und weniger auf das WIE.

Um die Unternehmensziele zu erreichen, müssen Informationen bestimmten Kriterien entsprechen.

COBIT benennt dabei sieben sogenannte Information Criteria:

- Effektivität
  d. h. Informationen sind relevant für den Geschäftsprozess und werden zeitnah, korrekt, konsistent und in einer verwendbaren Form bereitgestellt

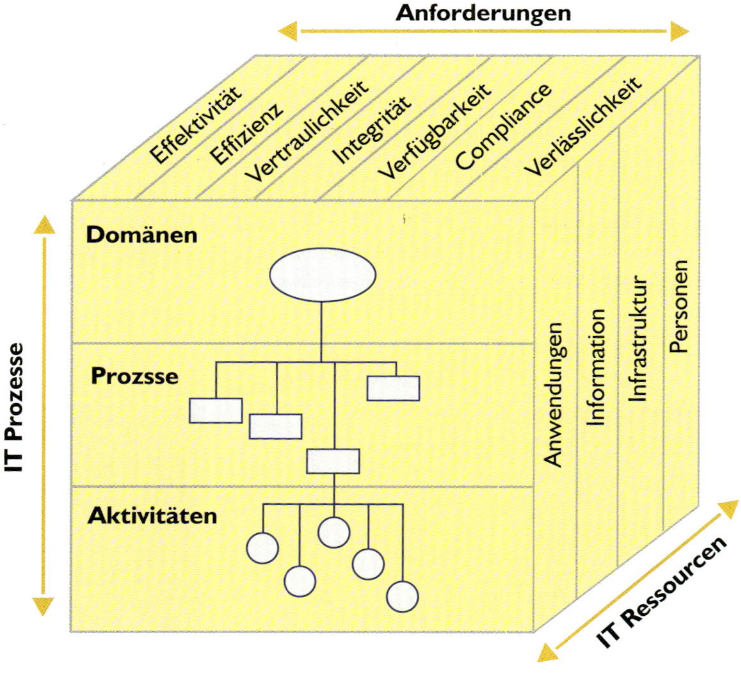

Abb.: COBIT-Würfel (Quelle: ISACA)

- Effizienz
  d. h. die Bereitstellung der Informationen erfolgt unter optimaler Ressourcenverwendung
- Integrität
  d. h. Informationen müssen richtig, valid und vollständig sein
- Verfügbarkeit
  d. h. Informationen müssen dann verfügbar sein, wenn sie vom Geschäftsprozess benötigt werden
- Vertraulichkeit
  d. h. Informationen sind vor unberechtigter Veröffentlichung geschützt
- Verlässlichkeit
  d. h. Informationen müssen derart bereitgestellt werden, dass das Management die Organisation steuern und der Verantwortung für die gesetzlich oder vertraglich geforderte Berichterstellung nachkommen kann
- Einhaltung (Compliance) gesetzlicher Vorgaben und vertraglicher Regelungen, denen der Geschäftsprozess unterliegt

Des Weiteren definiert COBIT vier IT Ressourcen:

- Informationen
  - dazu zählen alle Datenobjekte im weitesten Sinne
- Anwendungen
  - werden verstanden als die Summe aller manuellen und programmierten Abläufe
- Infrastruktur
  - dazu zählt alles, was benötigt wird, um Informationssysteme zu betreiben und zu beherbergen
- Personen

Um die für die Erreichung der Unternehmensziele benötigten Informationen entsprechend den Kriterien bereitzustellen, müssen die IT Ressourcen durch eine strukturierte Menge an Prozessen gemanagt und gesteuert werden. Das COBIT Framework identifiziert zu diesem Zweck 34 IT Prozesse, die den vier Domänen Plan & Organize („Plan“), Acquire & Implement („Build“), Deliver & Support („Run“) und Monitor & Evaluate („Monitor“) zugeordnet sind.

Den einzelnen Prozessen sind jeweils sogenannte Control Objectives zugewiesen. Diese Control Objectives sind wesentliche Bereiche, die im Prozess berücksichtigt sein müssen, um das Prozessziel (und damit über das IT Ziel das Unternehmensziel) zu erreichen.

Ursprünglich gedacht als Werkzeug für IT Prüfer (Auditoren) hat sich COBIT zwischenzeitlich zu einem Werkzeug für die Steuerung der IT aus Unternehmenssicht entwickelt. Durch die fortwährende globale Weiterentwicklung und Akzeptanz gilt COBIT inzwischen als weltweiter De-facto-Standard für IT Governance.

Das COBIT Framework stellt somit ein unverzichtbares Instrument zur Steuerung und Kontrolle der IT dar. Bei korrekter Anwendung kann dadurch eine optimale Ausrichtung der IT an den Unternehmenszielen erreicht werden.

ISO/IEC 38500 "Corporate Governance in Information Technology"

Die internationale Standardisierungsbehörde ISO hat einen neuen Standard ISO/IEC38500:2008 "Corporate Governance in Information Technology" entwickelt. Er enthält Richtlinien zur sogenannten Corporate Governance von in Unternehmen eingesetzten Informationstechnologien.

Die Norm schreibt dabei sechs Prinzipien fest, die relevant für Entscheidungen innerhalb der entsprechenden Management-Prozesse sind: Verantwortlichkeit, Strategie, Akquisition, Performanz, Konformität und menschliches Verhalten.

Der Standard soll dabei unterstützen, die IT Prozesse so einzurichten, dass alle internen und externen Regelwerke, wie z. B. Richtlinien, Gesetze und Verträge, eingehalten werden können.

Der ISO-Standard zielt hierbei nicht auf eine bestimmte Art oder Große von Organisationen und soll sich von Unternehmen, Behörden oder Non-Profit-Organisationen gleichermaßen anwenden lassen. Dabei wird COBIT wird als Referenz für die Richtlinien, Prozesse und Controls, welche im Rahmen des Governance Management Systems zu implementieren sind, empfohlen.

Seminar- und Qualifizierungsschema COBIT

Im Rahmen von COBIT ist folgendes Seminar- und Qualifizierungsangebot vorhanden:

COBIT Basic Practitioner-Zertifizierung

Das Zertifikat belegt das Verständnis der wesentlichen COBIT-Prinzipien und Elemente auf Basis der zum Prüfungszeitpunkt aktuellen Version von COBIT.

COBIT Practitioner-Zertifizierung

Das Zertifikat belegt das Verständnis der wesentlichen COBIT-Prinzipien und Elemente sowie deren Anwendung in praxisnahen Situationen auf Basis der zum Prüfungszeitpunkt aktuellen Version von COBIT.

1.6 Was ist Management of Risk (M_o_R®)?

Kritische Zustände kommen in den seltensten Fällen völlig überraschend auf Organisationen zu. Meist sind die Risiken bekannt, werden aber in den wenigsten Fällen ernst genommen bzw. zu spät erkannt. Dazu ist zunächst notwendig, einmal den Begriff „Risiko“ und dessen Bedeutung zu definieren:

Risiken sind Wahrscheinlichkeiten von Ereignissen. Wenn sie auftreten, können sie die Erreichung von gesetzten Zielen behindern und Unternehmen in kritische Zustände versetzen. Mit Risiken werden Menschen und Unternehmen tagtäglich konfrontiert, sei es zum Beispiel auf dem Weg zur Arbeit, im Auto oder im Unternehmen bei der Entscheidung einer neuen Geschäftsstrategie.

Im Sinne von Organisationen ist das Thema Risikomanagement (Management of Risk, M_o_R®) ein zentraler Bestandteil der Geschäftsstrategie. Jedes Unternehmen wird sich in der ein oder anderen Art und Weise mit dem Thema Risikomanagement auseinandersetzen, die meisten Unternehmen machen dies kaum erkennbar und nachvollziehbar. Hierbei fehlt es vor allem an entsprechend definierten Prozessen im Rahmen eines Risikomanagements.

Warum ist Risikomanagement notwendig?

Durch neue Grundsätze im Rahmen der Unternehmensführung, verbunden mit gesetzlichen Vorschriften, ist die intensivere Bewertung von Risiken für den Geschäftsbetrieb heutzutage unerlässlich.

Vor allem infolge der US-Bilanzskandale von Unternehmen wie Enron oder Worldcom und des daraus entstandenen Sarbanes Oxley Act (SOX) für an amerikanischen Börsen notierte Unternehmen spielt der Umgang mit Risiken heutzutage eine besonders herausragende Rolle. SOX beinhaltet Aspekte der Corporate Governance, Compliance und Berichterstattung. Durch diesen Zwang können Risiken früher erkannt werden, um damit sowohl Unternehmen als auch Anleger vor Verlusten rechtzeitig zu schützen.

SOX ist zudem einer der Treiber, weshalb Unternehmen Best Practices-Ansätze wie ITIL umsetzen. Darunter fallen auch die Methoden, die der Best Practice-Ansatz im Rahmen des Risikomanagements vorsieht.

Ziel des Risikomanagements ist, Unternehmen ein Werkzeug an die Hand zu geben, mit dem sie in definierten Schritten (Best Practice) eine bessere Einschätzung ihrer aktuellen Situation erlangen und mit dem sie die drohenden Auswirkungen besser bewerten können.

Es ist nicht unbedingt das Ziel des Risikomanagements, Risiken und deren Auswirkungen gänzlich zu vermeiden. Wichtiger ist hierbei, eine korrekte Einschätzung und Handhabung der Situation zu bekommen, um damit die Unternehmensziele zu erreichen.

Wann und wo sollte Risikomanagement angewandt werden?

Eine Anwendung und Etablierung von Risikomanagement ist überall dort zu empfehlen, wo kritische Entscheidungen getroffen werden. Ausgerichtet auf langfristige Ziele, fokussiert ein Risikomanagement auf die Bewertung von Risiken im Verhältnis zu den strategischen Zielen einer Organisation. Strategisches Risikomanagement ist Risikomanagement auf höchster Unternehmensebene.
Auch mittelfristig im Rahmen von Projekten muss Risikomanagement essentieller Bestandteil der Projektplanung sein. Ebenso verhält es sich mit der Absicherung operativer Funktionen. Gerade hier muss im tagtäglichen Betrieb gewährleistet sein, dass jegliche Bedrohungen erkannt werden und der Betrieb sichergestellt ist.

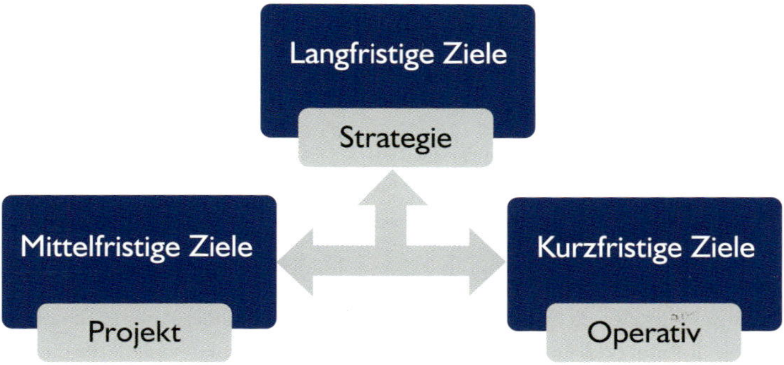

Abb.: Anwendungsschwerpunkte von Risikomanagement

Grundsätze des Risikomanagements

Für die Entwicklung von Verfahren im Rahmen eines unternehmensweiten Risikomanagements müssen verschiedene Grundsätze definiert sein. Diese müssen präzise, verständlich sowie einfach umsetzbar sein. Im Rahmen des Best Practice-Ansatzes beschreibt M_o_R® folgende generische Grundsätze bzw. Voraussetzungen:

1. Verständnis der organisatorischen Zusammenhänge
2. Rolle sowie Integration der Interessenvertreter (Stakeholder)
3. Kenntnis über die Zielsetzungen der Organisation
4. Etablierung von M_o_R®-Methoden
5. Implementierung von Managementinformationen (Reports)
6. Definition von Rollen und Verantwortlichkeiten
7. Strukturierte Betriebsabläufe
8. Frühzeitige Warnsysteme
9. Review-Zirkel, Qualitätssicherung
10. Überwindung von Barrieren im Bereich M_o_R®
    (kritische Erfolgsfaktoren, Hindernisse)
11. Kultur und Organisation
12. Kontinuierliche Verbesserungsprozesse (KVP)

Diese Grundsätze können auch als Erfolgsfaktoren für die Umsetzung von Risikomanagement angesehen werden. Wie alle Erfolgsfaktoren entwickeln sich die Grundsätze des Risikomanagements kontinuierlich weiter und müssen von Zeit zu Zeit angepasst werden. Organisationen sind dazu angehalten, ihre Strategien an die Bedürfnisse des Marktes anzupassen, wozu auch die dauerhafte Bewertung von Risiken gehört.

Methoden des Risikomanagements

Jedes Unternehmen verwendet unterschiedliche Ansätze im Bereich des Risikomanagements.

Um diese Methoden zu formulieren und den Beteiligten näherzubringen, empfiehlt der M_o_R-Ansatz die Entwicklung von entsprechenden Dokumenten, die die Ansätze des Risikomanagements erfassen und verbreiten.

Prinzipiell geht es darum, in der Organisation ein Bewusstsein für die Risiken des Unternehmens zu schaffen und dazu geeignete Verfahren zu entwickeln. Dazu werden folgende Leitlinien empfohlen:

- Risk Management Policy: Ein Grundlagendokument, das Richtlinien zum Risikomanagement definiert, den Umgang mit Risiken innerhalb der Organisation festlegt sowie die Art der Kommunikation beschreibt. Diese Richtlinien sind strategisch ausgerichtet.
- Risk Management Process Guide: Beschreibung der Prozesse im Risikomanagement von der Identifizierung bis hin zur Implementierung
- Risk Management Strategies: Beschreibung von Aktivitäten im Risikomanagement für (bestimmte) Teile der Organisation
- Risk Registers: Erfassung bzw. Zusammenfassung jeglicher Risiken und Chancen für jeden Bereich der Organisation
- Issue Logs: Sachbezogene Erfassung aller identifizierten Themen inklusive schon eingetretener Risiken

Das Bewusstsein für diese Themen muss Bestandteil der Organisationskultur werden. Dazu fassen die Dokumente Aufgaben, Verantwortlichkeiten und Kompetenzen im Rahmen der Identifizierung und Bewertung von Risiken zusammen.

Methoden des Risikomanagements

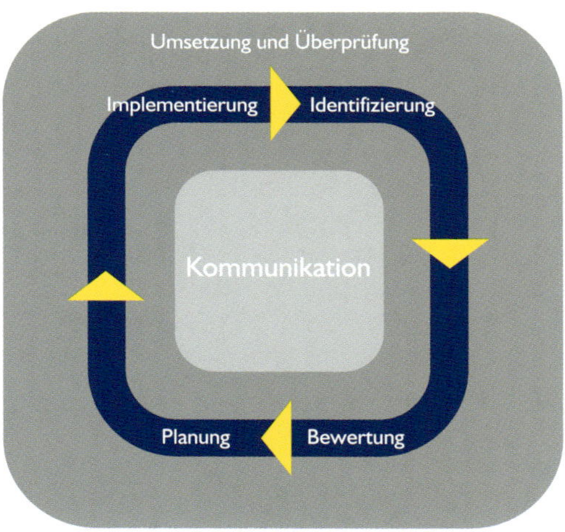

Prozesse des Risikomanagements

Risikomanagement lässt sich in vier Teilprozesse gliedern:

- Identifizierung (Identifizierung von Risiken für das Unternehmen / das Projekt)
- Bewertung (Bewertung von Risiken und deren Auswirkungen, Berechnung von Eintrittswahrscheinlichkeiten anhand von mathematischen Methoden)
- Planung (Vorbereitung von Maßnahmen aus Sicht des Managements, um auf identifizierte Risiken zu reagieren)
- Implementierung (Erstellen von Maßnahmen zur Risikovermeidung und Überwachung dieser)

Die vier Prozesse ergeben einen zusammenhängenden, logischen Ansatz für die Implementierung von Risikomanagement. Jeder nachfolgende Schritt kann ohne die Ergebnisse des Vorgängers keine brauchbaren Aussagen im Rahmen des Risikomanagements liefern.

Auch hier spielt das Thema Lifecycle erneut die zentrale Rolle, ist doch das Erkennen vorhandener Risiken sowie eine bewusste Planung von Gegenmaßnahmen tagtägliche Aufgabe von Entscheidern.

Gerade in der Lifecycle-Betrachtung in ITIL v3 spielt das Thema Risikomanagement eine große Rolle – vor allem in den Bereichen Service Strategy sowie Service Design –, soll es doch als Werkzeug beim Design von Services sowie bei der strategischen Ausrichtung der Unternehmensziele dem Management helfend zur Seite stehen.

Seminar- und Qualifizierungsschema M_o_R®

Im Rahmen des Risikomanagements (M_o_R®) ist folgendes Seminar- und Qualifizierungsangebot vorhanden:

M_o_R®-Essential
Ziel der eintägigen Essential-Veranstaltung ist, den Teilnehmern eine Übersicht über das Thema Risikomanagement zu vermitteln. Am Ende der Einführung sollte jeder Teilnehmer die Notwendigkeit von Risikomanagement erkannt und einen Überblick über die Ansätze und Methoden des M_o_R®-Ansatzes erlangt haben.

M_o_R®-Foundation
Die dreitägige Foundation-Ausbildung verfolgt das Ziel, die Teilnehmer in den Grundsätzen des Risikomanagements sowie den Methoden und Prozessen des M_o_R-Ansatzes auszubilden. Die Ausbildung zur M_o_R®-Foundation wird mit einer Zertifizierungsprüfung abgeschlossen. Diese umfasst eine Prüfung über 45 Fragen im Multiple-Choice-Stil mit einer Dauer von 45 Minuten.

M_o_R®-Practitioner
In der fünftägigen Practitioner-Ausbildung werden die Grundsätze, Methoden und Prozesse im Rahmen des M_o_R®-Ansatzes in aller Tiefe ausgearbeitet. Hierbei ist der Transfer in die Praxis von großem Interesse. Dazu findet als Abschluss eine dreistündige Prüfung statt, die auf einer Praxissituation beruht (Fallstudie). Die erfolgreich abgeschlossene Foundation-Ausbildung ist hierfür Grundlage.

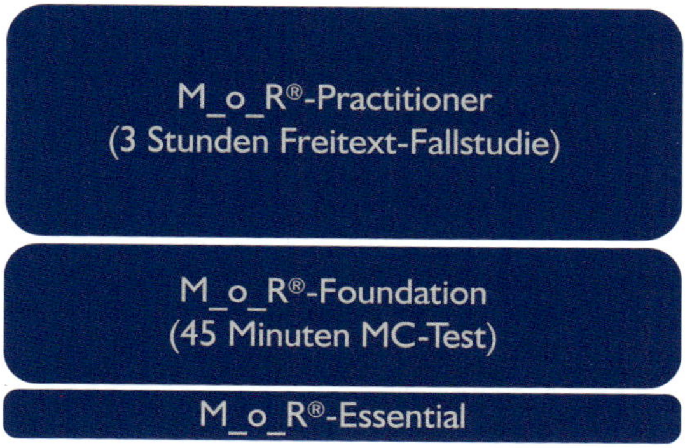

Abb.: Ausbildungen von M_o_R

1.7 *Was ist CMMI® (Capability Maturity Modell® Integration) ?*

Die Capability Maturity Model Integration ist ein Reifegradmodell zur Beurteilung und Verbesserung der Qualität von Entwicklungsprozessen in Organisationen. Dabei werden die Stärken und Schwächen einer Entwicklung objektiv analysiert. So können Verbesserungsmaßnahmen bestimmt und in eine sinnvolle Reihenfolge gebracht werden.

CMMI wird im Wesentlichen zur Optimierung der Produktentwicklung genutzt. Darüber hinaus hat es sich in der Industrie als De-facto-Standard zur Überprüfung des Reifegrades etabliert und gilt als anerkannte Auszeichnung.

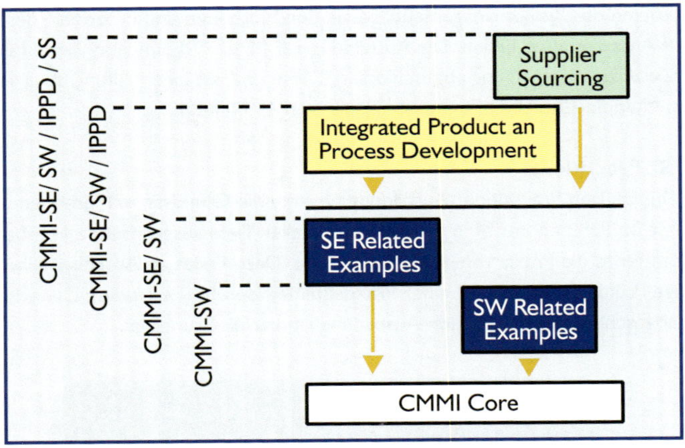

Abb.: Übersicht über die CMMI Modelldisziplinen und Kombinationen

CMMI ist die neue Version des Software Capability Maturity-Modells. Es ersetzt nicht nur verschiedene Qualitätsmodelle für unterschiedliche Entwicklungsdisziplinen (z. B. für die Software- oder Systementwicklung), sondern integriert diese auch in einem neuen, modularen Modell. Dieses modulare Konzept ermöglicht zum einen die Integration weiterer Entwicklungsdisziplinen (z. B. Hardwareentwicklung), zum anderen auch die Anwendung des Qualitätsmodells in übergreifenden Disziplinen (z. B. Entwicklung von Chips mit Software).

CMMI definiert eine Reihe von Prozessgebieten (siehe Grafik). Ein Prozessgebiet (Process Area) spezifiziert die Anforderungen an eine professionelle Produktentwicklung auf einem bestimmten Gebiet durch ein Bündel verwandter Praktiken, die, sofern gemeinsam ausgeführt, eine Reihe von Zielen erfüllen, die für eine deutliche Verbesserung auf diesem Gebiet wichtig sind.

Beispiel: Auf dem Prozessgebiet „Projektplanung“ sind die Ziele „Schätzungen aufstellen“, „Einen Projektplan entwickeln“ und „Verpflichtung auf den Plan herbeiführen“. Die Praktiken zum Ziel „Schätzungen aufstellen“ sind „Umfang“, „Projektlebenszyklus definieren“ und „Schätzungen von Aufwand und Kosten aufstellen“.

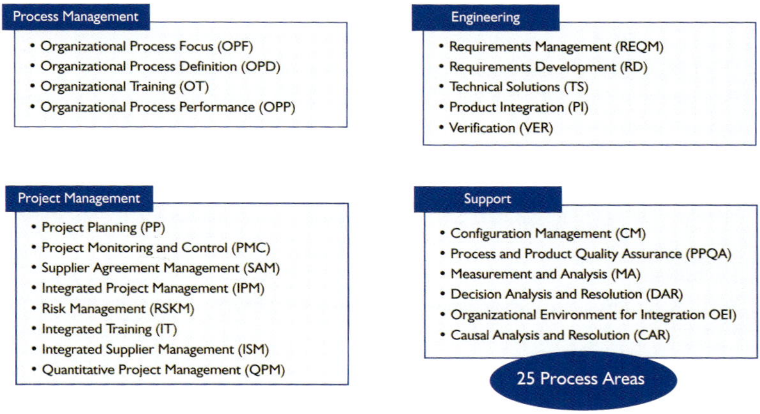

Abb.: Darstellung der Prozessgebiete nach Kategorien

Die Prozessgebiete sind in vier Kategorien eingeteilt: Projektmanagement (Project Management), Entwicklung (Engineering), Unterstützung (Support) und Prozessmanagement (Process Management). Während die ersten beiden Kategorien die Prozessgebiete enthalten, die typischerweise in Projekten umgesetzt werden, ist Prozessmanagement vor allem eine organisationsweite Aufgabe. Die Prozessgebiete in der Kategorie „Unterstützung“ können sowohl eine Projektaufgabe als auch eine Organisationsaufgabe sein.

Für die Prozessgebiete, Ziele und Praktiken gibt CMMI jeweils zusätzliche erklärende Informationen. So wird z. B. jedes Prozessgebiet zunächst erläutert, dann werden die damit in Verbindung stehenden Prozessgebiete aufgezählt. Jede Praktik wird durch einen Erklärungstext, durch typische Arbeitsergebnisse und durch typische Arbeitsschritte weiter erläutert.

Im Prinzip stellt CMMI somit einen Anforderungskatalog mit generischen und spezifischen Zielen und Praktiken dar – ähnlich den Kontrollzielen in COBIT. Je nach Umsetzungsgrad der vorgegebenen Ziele und Praktiken wird ein bestimmter Reife- oder Fähigkeitsgrad vergeben.

Das Modell stellt zwei Betrachtungsweisen zur Verfügung: Maturity Level und Capability Level.

Der Maturity Level zeigt den Reifegrad auf, den eine Organisation in Bezug auf die Produktentwicklung erreicht hat. Ein Reifegrad umfasst eine Menge von Prozessgebieten, die zu einem bestimmten Fähigkeitsgrad umgesetzt sein müssen.

Den möglichen Reifegradstufen 1 bis 5 ist also die Umsetzung definierter Prozessgebiete pro Level vorausgesetzt. CMMI beschreibt folgende Reifegrade:

1 – Initial
Keine Anforderungen. Diesen Reifegrad hat jede Organisation automatisch.

2 – Managed
Die Projekte werden unter Anleitung durchgeführt. Ein ähnliches Projekt kann erfolgreich wiederholt werden.

3 – Defined
Die Projekte werden nach einem angepassten Standardprozess mit einer kontinuierlichen Prozessverbesserung durchgeführt.

4 – Quantitatively Managed
Es wird eine statistische Prozesskontrolle durchgeführt.

5 – Optimizing
Die Prozesse werden mit den Daten aus der statistischen Prozesskontrolle verbessert.

Der Capability Level zeigt den Fähigkeitsgrad auf, den eine Organisation auf einem bestimmten Prozessgebiet erreicht hat. Für das betrachtete Prozessgebiet kann ein Capability Level (Fähigkeitsgrad) von 0 bis 5 erreicht werden.

Durch die Fokussierung auf einzelne Prozessgebiete ist eine flexiblere Anpassung und Aussteuerung der Organisationsfähigkeiten möglich.

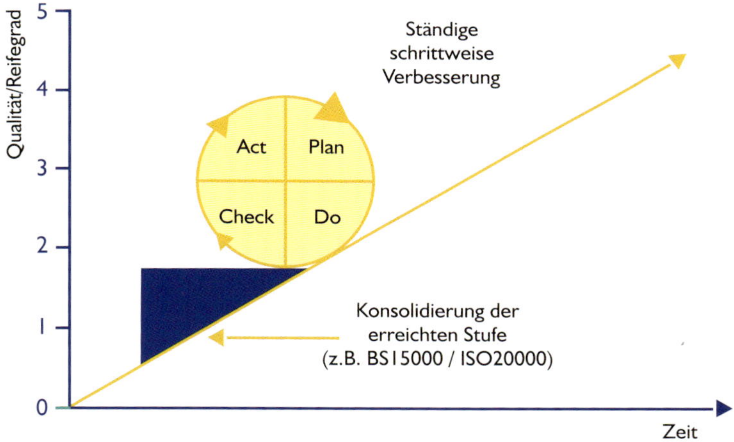

Abb.: Deming-Cycle mit CMM

Ein Fähigkeitsgrad bezeichnet den Grad der Institutionalisierung eines einzelnen Prozessgebiets. Die Fähigkeitsgrade sind:

0 – Incomplete
Ausgangszustand. Keine Anforderungen.

1 – Performed
Die spezifischen Ziele des Prozessgebiets werden erreicht.

2 – Managed
Der Prozess wird verwaltet.

3 – Defined
Der Prozess wird auf Basis eines angepassten Standardprozesses verwaltet und verbessert.

4 - Quantitatively Managed
Der Prozess steht unter statistischer Prozesskontrolle.

5 – Optimizing
Der Prozess wird mit den Daten aus der statistischen Prozesskontrolle verbessert.

Seminar- und Qualifizierungsschema CMMI

Im Rahmen von CMMI ist folgendes Seminar- und Qualifizierungsangebot vorhanden:

An Introduction to CMMI
Dieses Seminar vermittelt die Grundlagen der CMMI. Sie lernen die Stufen des Reifegradmodells und die dazugehörigen Prozessbereiche kennen. Sie werden in eine Vorgehensweise eingeführt, die es Ihnen erlaubt, Ihre System- und Softwareentwicklung einer Reifegradbeurteilung zu unterziehen. Weiterhin lernen Sie die Bedeutung von prozessorientiertem Arbeiten in einer IT-Dienstleistungsorganisation kennen.

1.8 Was ist PRINCE2™?

PRINCE™ steht für PRojects IN Controlled Environments und wurde 1989 erstmals von der CCTA – Central Computer and Telecommunications Agency, heute OGC – als Standard der britischen Regierung für IT-Projektmanagement ins Leben gerufen. Durch ständige Weiterentwicklung ist diese Projektmanagement-Methode heute nicht mehr nur für IT-Projekte verwendbar, sondern seit 1996 (PRINCE2™) ein generischer Ansatz zum Management von Projekten jeglicher Art und Größe. PRINCE2™ basiert auf acht Hauptprozessen, acht Komponenten und drei Techniken. Ein PRINCE2™-Projekt wird in kontrollierbare Phasen aufgeteilt, u. a. um den Projektfortschritt am Ende jeder Phase zu beurteilen und bei Bedarf rechtzeitig steuernd eingreifen zu können.

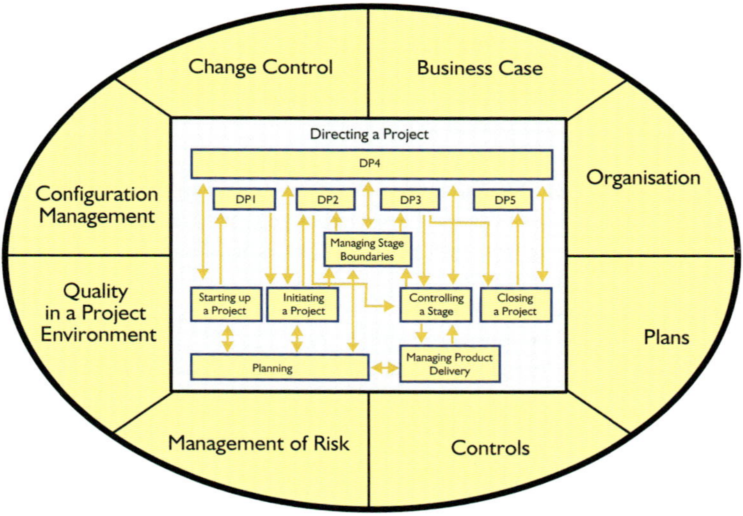

Abb.: PRINCE2™-Prozesse und Komponenten (Quelle: OGC)

Warum PRINCE2™?

Nicht alle Projekte verlaufen erfolgreich. Die Ursache für das Misslingen von Projekten liegt oft im fehlenden Einsatz einer passenden Projektmanagement-Methode. Eine effektive Projektmanagement-Methode wie PRINCE2™ gewährleistet, dass ein Projekt durch kontrollierte, gut organisierte und sichtbare Aktivitäten zu den gewünschten Ergebnissen führt.

Elemente von PRINCE2™

Die wichtigsten Elemente von PRINCE2™:

- Die Methode ist prozessorientiert und auf eine geschäftliche Rechtfertigung, den sogenannten Business Case, ausgerichtet.
- Eine definierte Organisationsstruktur für das Projektmanagement-Team ist vorhanden.
- Die Methode kennt eine produktbezogene Vorgehensweise der Planung.
- Die Methode betont die Aufteilung von Projekten in beherrschbare und kontrollierbare Phasen.
- Die Methode ist flexibel und kann in jeder Umgebung für jeden Projekttyp angewandt werden.

Vorteile der Anwendung von PRINCE2™

PRINCE2™ liefert durch eine kontrollierte Nutzung die Möglichkeit, Betriebs- und Projektrisiken effektiver zu steuern, und bietet somit Vorteile für Manager, Projektverantwortliche und für Organisationen. PRINCE2™ gehört zu den Best Practices, wird als Methode allgemein anerkannt und gewährleistet eine gemeinsame Sprache für alle am Projekt beteiligten Personen.

Folgende Punkte werden durch PRINCE2™ sichergestellt:

- kontrollierter Start, kontrollierter Projektverlauf, kontrolliertes Projektende
- Fokus auf permanente Überwachung des Aufwandes und der Risiken
- definierte Organisationsstruktur
- flexible Entscheidungsmomente
- regelmäßige und planmäßige Fortschrittskontrolle
- automatische Korrekturmöglichkeit durch das Management bei Abweichungen vom Plan
- Commitment des Managements und der Projektbeteiligten im richtigen Moment und für die richtigen Themen
- gute Kommunikationskanäle zwischen den Projektverantwortlichen und der Organisation im Unternehmen

Das Management eines Unternehmens, die Verantwortlichen und die Auftraggeber dieses Projekts sind nach der Methode „Management by Exception" jederzeit über den Projektstand informiert, ohne an zeitraubenden Versammlungen teilnehmen zu müssen. Es gibt eine ganze Reihe guter Projektmanagement-Methoden. Aber bei IT-Projekten erkennt man hier schnell den Vorteil, dass ITIL und PRINCE2™ aus „einer Feder" stammen.

Seminar- und Qualifizierungsschema PRINCE2™

Im Rahmen von PRINCE2™ ist folgendes Seminar- und Qualifizierungsangebot vorhanden:

PRINCE2™ für das Management

Diese Veranstaltung verschafft Klarheit darüber, welche die Faktoren einer erfolgreichen Anwendung dieser „Managementdisziplin" sind. Sie lernen, wie eine wirksame Managementumgebung namens „Projekt" im Unternehmen etabliert wird. Sie erhalten eine Entscheidungsgrundlage über die Einführung von PRINCE2™ im Unternehmen.

PRINCE2™-Essentials

Die Teilnehmer lernen den Umfang von PRINCE2™ kennen. Am Ende kennen sie die Prinzipien von PRINCE2™ und sind in der Lage, die Anwendbarkeit von PRINCE2™ in ihrem Arbeitsumfeld zu beurteilen. Die Mitarbeit in einem PRINCE2™-Projekt wird ermöglicht.

PRINCE2™-Foundation

Die zwei- oder dreitägige Foundation-Ausbildung verfolgt das Ziel, die Teilnehmer in den Grundsätzen des Projektmanagements sowie in den Kernbegriffen, Kernthemen und dem Prozessmodell von PRINCE2™ auszubilden. Die Ausbildung PRINCE2™-Foundation wird mit einer Zertifizierungsprüfung abgeschlossen.

PRINCE2™-Practitioner

In der meist dreitägigen interaktiven Practitioner-Ausbildung werden anhand von Praxisfällen die Inhalte von PRINCE2™ in aller Tiefe ausgearbeitet und angewandt. Die Ausbildung PRINCE2™-Practitioner wird mit einer Zertifizierungsprüfung abgeschlossen.

PRINCE2™-Intensiv

Die fünftägige Kombination aus Foundation- und Practitionertraining ermöglicht den Teilnehmern sich in einer perfekten Lernumgebung besonders effizient und nachhaltig mit dem Thema PRINCE2™ auseinanderzusetzen. Diese komplette PRINCE2™ Ausbildung wird mit der Foundation- und Practitionerzertifizierung abgeschlossen.

PRINCE2™ bietet mit dem Foundation- und Practitioner-Examen zwei weltweit anerkannte Ausbildungszertifikate.

1.9 Das notwendige Rollenmodell für Service Management

Die Aufgabenverteilung im ITIL-Prozessmodell basiert auf der Definition von Rollen, die sich durch im Prozess dokumentierte Aufgaben, Kompetenzen und Verantwortlichkeiten kennzeichnen. Die Linienorganisation im Unternehmen ist häufig hierarchisch-funktional aufgestellt.

Es existieren in den einzelnen Unternehmensbereichen Abteilungen, hier wiederum Gruppen, Teams etc., deren Aufbau sich an den funktionalen Schwerpunkten oder fachlichen Aufgaben orientiert. Innerhalb dieser Organisationsstruktur sind auch die fachlichen Führungsfunktionen definiert. Dieses klassische Modell einer Aufbauorganisation stößt in der IT-Organisation an seine Grenzen, da im Service Management die Service-End-to-End-Sicht häufig nicht entsprechend abgebildet werden kann. Ein Service erfordert das Interagieren mehrerer IT-Bereiche (zum Beispiel Serverteam, Netzwerkteam, Application, Service Desk etc.), die reibungslos über die Bereichsgrenzen hinweg miteinander kooperieren müssen. In der Praxis hat es sich im Rahmen der Einführung von ITIL-Prozessen bewährt, parallel zur Linienorganisation eine Ebene im Organisationsmodell einzuführen, die diese Anforderungen erfüllt, gewissermaßen horizontal zu den bestehenden hierarchischen Strukturen. Ein solches, auf Rollen basierendes Schema sorgt für eindeutig definierte Verantwortlichkeiten, Kompetenzen und Aufgaben im Arbeitsablauf und ermöglicht das Schaffen von Schnittstellen über die Bereichsgrenzen hinweg. ITIL definiert für jeden Prozess grundsätzlich folgende Rollen im Prozessmodell:

Prozess-Sponsor (Förderer)

Die Einführung, der Betrieb und die Weiterentwicklung eines Prozesses erfordern finanzielle Mittel. Die Rolle des Prozess-Sponsors ist definiert als Instanz zur Bereitstellung der benötigten Mittel und Autorisierung erforderlicher Investitionen. Er sorgt für die kontinuierliche Management Attention und fungiert häufig als Auftraggeber und Förderer der Implementierung eines oder mehrerer Service Management-Prozesse.

Prozess-Owner (Ergebnisverantwortlicher)

Der Prozess-Owner ist verantwortlich für das Design und die Weiterentwicklung des Prozesses. Er schafft die Rahmenbedingungen und sorgt für die Qualitätssicherung der Arbeitsabläufe. Die kontinuierliche Verbesserung der Workflows ist sein Fokus. Er ist gewissermaßen der Stratege seines Prozesses und legt Messpunkte zur Ermittlung von Leistungsindikatoren (Key Performance Indicators) fest.

Prozess-Manager (Durchführungsverantwortlicher)

Der Prozess-Manager ist verantwortlich für den täglichen Betrieb seines Prozesses. Er sorgt für die Einhaltung der definierten Arbeitsabläufe. Der Prozess-Manager ist außerdem verantwortlich für die Erhebung und das Reporting der Leistungskennzahlen. Er fungiert in der Prozessorganisation als Ansprechpartner und Eskalationsinstanz für die Prozess-Performer (Prozessteam). Darüber hinaus übernimmt er je nach Prozess weitere Schlüsselaufgaben im Prozessablauf, die er gegebenenfalls delegieren kann.

Prozess-Performer (Mitwirkende)

Die Prozess-Performer repräsentieren Mitarbeiter, die bestimmte Aktivitäten im Rahmen des Prozessablaufes übernehmen. Sie berichten dem Prozess-Manager im Rahmen der definierten Prozessabläufe.

Prozess-Coach (Beratender)

Der Prozess-Coach steht den anderen Prozessrollen als aktiver Gesprächspartner zur Seite und leitet diese mit seinen Erfahrungen zu den gesetzten Zielen. Den Prozess-Coach sollte es auf strategischer (für den CIO), auf taktischer (für das IT-Management und die Projektleiter) und auf operativer Ebene (für die Projektmitarbeiter) geben.

Ergänzende Rollen

Darüber hinaus ist dieses Modell durch die Einführung weiterer Rollen wie z. B. Prozesskoordinatoren, Process Controller und Chief Process Officer (CPO) erweiterbar. Durch die Entkoppelung der Linienfunktionen der definierten Rollen im Prozessmodell ergibt sich eine hohe Flexibilität der Prozessorganisation, die auf nahezu jede bestehende Organisationsform und -größe anwendbar ist und auch Veränderungen in der Aufbauorganisation mittragen kann, indem praktisch ein zusätzlicher Layer eingeführt wird. Voraussetzung für die Besetzung der Rollen ist ein klares Verständnis der durchzuführenden Aktivitäten und der damit einhergehenden Anforderungen an die Fähigkeiten der jeweiligen Personen. Hierfür müssen Rollenbilder definiert werden, anhand derer die Besetzung jeder Rolle vorgenommen werden kann. Die Zuordnung von Rollen zu den Personen in der Linienorganisation muss keinesfalls „eins zu eins" erfolgen. Es ist durchaus möglich, einer Person mehrere Rollen zuzuordnen (z. B. bei kleineren Organisationen) oder auch eine Rolle auf mehrere Personen zu verteilen (in großen Organisationen). In der Praxis ist beispielsweise häufig bei kleinen bis mittleren Organisationen die Abbildung der Rollen von Prozess-Owner und Prozess-Manager in einer Person anzutreffen. Mitarbeiter können zu verschiedenen Zeiten unterschiedliche Rollen von verschiedenen Prozessen ausfüllen.

Eine Person kann z. B. zu einem Zeitpunkt Aktivitäten im Rahmen des Incident Management-Prozesses übernehmen, zu einem anderen Zeitpunkt übernimmt derselbe Mitarbeiter Aktivitäten aus dem Problem Management. Dieser Mitarbeiter hat folglich die Rolle des Prozessteam-Mitgliedes in zwei Prozessen. Der Vorteil der hohen Flexibilität einer auf Rollen basierenden Prozessorganisation parallel zur bestehenden Linienorganisation setzt jedoch voraus, dass das Thema Verantwortlichkeiten klar geregelt und kommuniziert wird, um Reibungspunkte durch Kompetenzunklarheiten zu vermeiden. Dies bedeutet aber auch, dass ITIL im Kontext der Einführung einer IT-Prozessorganisation über den Fokus eines IT-Projektes hinausgeht. Insofern ist ITIL weit mehr als ein IT-Thema: ITIL ist ein Organisationsthema.

2 *Grundlagen des IT Service Management*

2.1 *Was ist IT Service Management mit ITIL®?*

Service Management bedeutet, Standardisierungen für Prozesse und Methoden vorzunehmen, um die Gesamtheit der spezialisierten organisatorischen Fähigkeiten untereinander so zu koordinieren, dass die Generierung eines Mehrwerts für Kunden in Form von Services möglichst kosten- und nutzeneffizient sichergestellt ist.

2.2 *Was ist ein Service?*

Ein Service ist ein Nutzeffekt, den ein Dienstleister für einen Service-Nutzer erbringt, z. B. der Transport von Personen oder Gütern, das Zubereiten einer Pizza oder das Drucken eines Textdokuments. Die Service-Erbringung durch den Dienstleister erspart es dem Service-Nutzer, die notwendige Ausrüstung selbst bereitzuhalten, z. B. einen LKW, einen Pizzaofen oder einen Drucker, bzw. sich die erforderlichen Ressourcen und Fertigkeiten anzueignen, um z. B. einen LKW zu fahren, eine Pizza zuzubereiten oder selbst ein Dokument zu drucken. Oft verfügt der Service-Nutzer über die erforderlichen Voraussetzungen, möchte aber den entsprechenden Zeit- bzw. Ressourcenaufwand vermeiden und lässt die Aufgabe daher vom Service Provider erledigen. Ein Service muss deutlich von einem Produkt bzw. Sachgut unterschieden werden.

Definition nach ITIL:
Ein Service bedeutet, einem Kunden einen Nutzen zu liefern, indem die erwarteten Ergebnisse produziert werden, ohne dass der Kunde die spezifischen Kosten und Risiken zu tragen hat.

Im Konzept des Begriffes „Service“ existiert eine große Anzahl an Variationen. Im Kern jeder Definition muss immer stehen, dass ein Service wertschöpfend (delivering value) für den Kunden sein muss. Unabhängig davon, wie eine Organisation den Begriff „Service“ für sich definiert hat, muss die Wertschöpfung für den Kunden im Vordergrund stehen. Es gibt keine Service-Erbringung zum Selbstzweck.

2.3 Was ist ein IT-basierter Business Support Service?

Ein IT-basierter Business Support Service (ITBSS) beinhaltet die Erbringung einer IT-basierten Gesamtdienstleistung für den Service-Nutzer, die dieser zur Ausführung seiner geschäftlichen Aktivitäten benötigt. Ein IT-basierter Business Support Service besteht aus einem Bündel von mehreren IT-Services aus verschiedenen Funktionsschichten, die in Service-Prozessen erbracht und integriert bereitgestellt werden. ITBSS müssen oft mit IT-unabhängigen Business Support Services, z. B. Logistik-Services oder Fachausbildungen, kombiniert werden, um einen wirksamen Beitrag zur geschäftlichen Wertschöpfung zu liefern.

2.4 Anwender und Kunde – Eine Definition

Der Service-Anwender ist eine Rolle bzw. Instanz, die einen bereitgestellten Service einsetzt, um mit dessen Hilfe geschäftliche Aufgaben durchzuführen. Der Service-Anwender kann mit dem Service-Kunden identisch sein. Gleichbedeutend: Nutzer, Benutzer, Anwender, User, Service User, Service-Konsument, Service-Verbraucher, Service Consumer. Die Kontaktstelle für den Anwender ist der Service Desk.

Der Service-Kunde ist eine Rolle bzw. Instanz, die Anforderungen an Services formuliert und kommuniziert, Services aus dem Angebot eines Service Providers auswählt, die zugehörigen Service Level Agreements verhandelt und verbindlich beauftragt. Der Service-Kunde verfügt über das Budget für die Service-Beauftragung und veranlasst, dass die Services den Nutzern in seinem Zuständigkeitsbereich bereitgestellt werden. Des Weiteren regelt er alle laufenden vertraglichen Angelegenheiten, die Kontrolle der Service-Bereitstellung bei den Nutzern und die Bezahlung der erbrachten Services. Der Service-Kunde ist häufig selbst auch ein Service-Nutzer. Gleichbedeutend: Kunde, Customer, Service Customer, Service-Nachfrager.

2.5 Was ist der Service Lifecycle?

ITIL v3 betrachtet Service Management aus der Perspektive des Lebenszyklus (Lifecycle) eines Services. Der Service Lifecycle ist ein organisatorisches Modell, das Einblick gewährt in:

- die Struktur von Service Management.
- den Weg, der verschiedene Lifecycle-Komponenten miteinander verbindet.
- die Auswirkung, die eine Änderung an einer Komponente auf eine andere Komponente oder das ganze Lifecycle-System haben kann.

Demnach fokussiert sich ITIL v3 auf den Service Lifecycle sowie den Weg, wie Service Management-Komponenten verbunden sind (siehe 2.9 „Die fünf Phasen des Service Lifecycle von ITIL v3").

2.6 Was ist ein Prozess?

Ein Prozess ist eine sachlogisch zusammenhängende Reihe von zielgerichteten Aktivitäten zur Erreichung eines definierten Ergebnisses und verursacht Kosten durch den Verbrauch von Ressourcen.

Die Merkmale eines Prozesses sind:
- Ziel
- Input (Auslöser)
- Aktivitäten (Tätigkeiten)
- Output (Ergebnis)
- Bedingungen (soziales Umfeld)
- Qualität (Leistungsindikatoren)

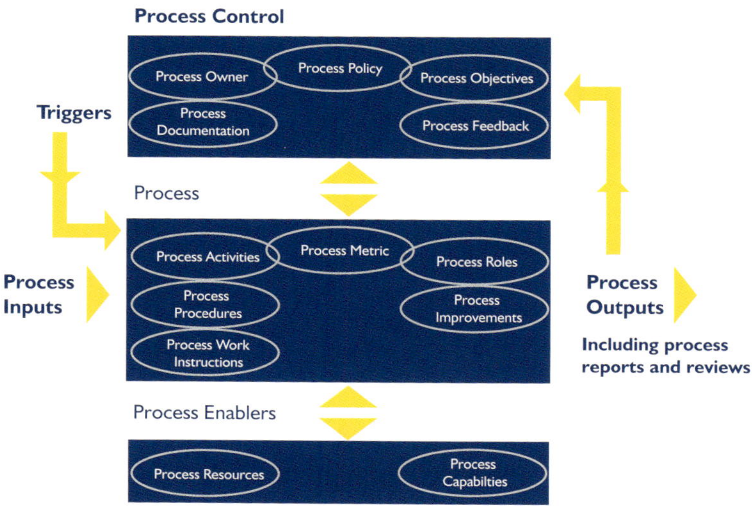

Abb.: Merkmale einer Prozessbeschreibung

2.7 *Wie werden ITIL®-Prozesse gestaltet (How to Design)?*

„Prozessmodelle“, „Prozessgestaltung“ und „Prozessoptimierung“ sind Begriffe, die im Sprachgebrauch jedes Managers zu finden sind. Doch wie werden die Anforderungen in die betriebliche Praxis umgesetzt? Prozessmodelle müssen für die Mitarbeiter eines Unternehmens nachvollziehbar, lesbar und verständlich strukturiert sein. Darüber hinaus dürfen die operativen Handlungsspielräume nicht eingeengt werden.

Um wettbewerbsfähig zu bleiben, kommen IT-Manager nicht darum herum, ihre Organisation permanent anzupassen und dabei noch effektiver und gleichzeitig kostengünstiger zu gestalten. Diese Herausforderung lässt sich durch die Einführung übergreifender Prozesse (z. B. auf Basis des Best Practice-Ansatzes ITIL) lösen. Diese Prozesse optimieren vorhandene Abläufe und steigern die Produktivität.

Jede IT-Organisation muss sich deshalb zum Ziel setzen, Prozesse zu erarbeiten, die genau auf die Anforderungen des jeweiligen Einsatzbereiches abgestimmt sind.

Die Frage, die sich in der Praxis immer wieder stellt, ist: „Wie kommen wir zu den brauchbaren und für uns sinnvollen Prozessen?“ Um dies zu erreichen, ist eine strukturierte Vorgehensweise im Rahmen der Prozessmodellierung eine grundlegende Voraussetzung.

Zunächst seien einmal die relevanten Grundbegriffe etwas erläutert:

Prozessmodell
Prozessmodelle sind integrierte und hierarchisch strukturierte Prozessketten, die eine Integration von Prozessaktivitäten und Organisationsstrukturen (Rollen und Verantwortlichkeiten) über zuvor definierte Ebenen aufzeigen.

Prozessmodellierung
Prozessmodellierung ist die systematische Analyse, die einheitliche Erfassung und Darstellung aller relevanten Tätigkeiten (Prozessaktivitäten), Abhängigkeiten und Ressourcen, die bei der Ausführung eines Prozesses wesentlich sind. Eine Prozessmodellierung setzt in der Praxis auf einer hierarchischen Vorgehensweise auf, d. h., auf Basis von High-Level-Prozessen werden detaillierte Subprozesse erarbeitet.

Hat sich die IT-Organisation eines Unternehmens zum Ziel gesetzt, ihre internen Abläufe auf der Basis von ITIL (IT Service Infrastructure Library) auszurichten, ist es nicht damit getan, dass man zu einem Modellierungswerkzeug greift, einfach ein paar Aktivitäten zusammenstellt und schon ist der Prozess fertig. Um wirklich erfolgreich zu sein und praxistaugliche Prozesse zu modellieren, bedarf es vielmehr der Erarbeitung der Prozessmodelle im Team.

Nur durch das Zusammenführen des Know-hows der Mitarbeiter aus den Kernbereichen der IT, für die die Prozesse „designed“ werden sollen, können überhaupt erst die Grundlagen dafür geschaffen werden, dass Prozesse eine spürbare Effizienzsteigerung mit sich bringen und damit verbunden einen entsprechenden Mehrwert für die IT-Organisation.

Der entscheidende Faktor hierbei ist eine methodische und strukturierte Vorgehensweise, die im Rahmen der Prozessmodellierung ein erhebliches Augenmerk auf die Erarbeitung der Prozessmodelle wirft und das Wissenspotential der jeweiligen Mitarbeiter in den Fokus stellt.

Im Rahmen der Beratungsleistungen der Serview GmbH setzen unsere Berater/Coaches folgende Vorgehensweise ein, um gemeinsam mit unseren Kunden die gesetzten Ziele zu erreichen:

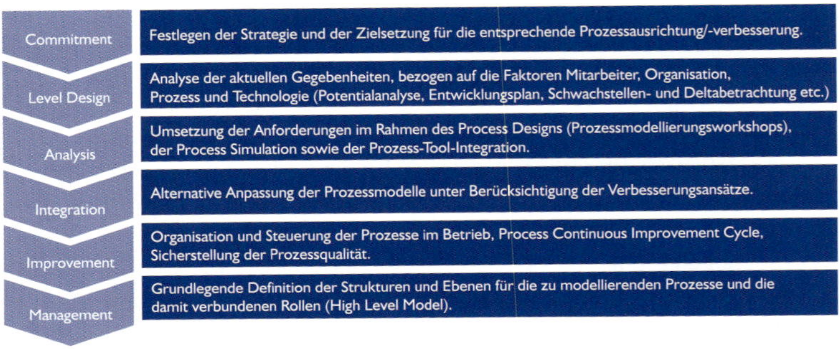

Abb.: Vorgehensmodell zu Prozesseinführung und Optimierung

Es ist uns in diesem Zusammenhang sehr wichtig, dass gerade in der Integrationsphase – das ist die Phase, in der die Prozesse erarbeitet werden und die Umsetzung der Prozesse in Prozessmodelle mittels geeigneter Werkzeuge erfolgt – die Key Player der IT-Organisation eingebunden werden und mit ihrem Know-how erheblich zu den Ergebnissen beitragen. Der zentrale Baustein hier sind Prozessmodellierungs-Workshops, die auf Basis eines moderierten Ansatzes erfolgen und in iterativen Schritten zu den gewünschten Prozessmodellierungsergebnissen führen.

Man sollte dabei allerdings nicht versuchen, die 100-%-Lösung zu erzielen, sondern vielmehr mit einer soliden Lösung in die Implementierung einsteigen und eine weitere Verfeinerung sowie den weiteren Ausbau im Rahmen der kontinuierlichen Prozessverbesserung anstreben.

Die folgende Abbildung gibt noch einige Einblicke in die zu berücksichtigenden Rahmenbedingungen der Planung und Durchführung von Prozessmodellierungs-Workshops:

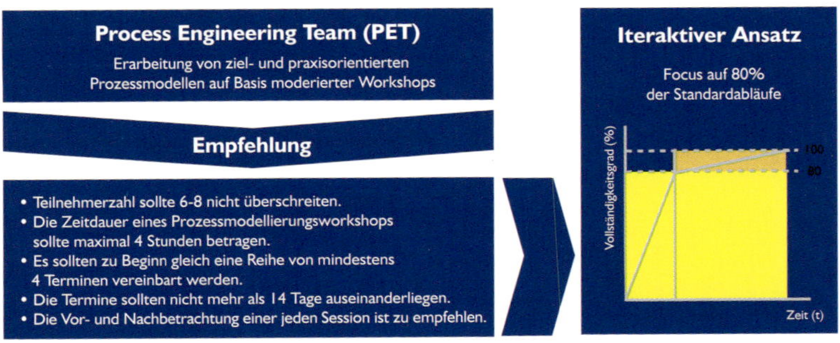

Zusammenfassung:
Tipps für eine erfolgreiche Prozessmodellierung

- Frühzeitiges Einbinden des Managements in die Vorgehensweise (Steuerung der Erwartungshaltung, der Ressourcen, des Budgets etc.) – Suchen eines Sponsors.
- Bildung von Prozessmodellierungs-Teams, denn Prozesse müssen von Menschen gelebt werden.
- Bildung von Teams mit angemessener Teamstärke.
- Die Workshops zur Prozessmodellierung sollten von einer neutralen Person moderiert werden.
- Umfang und Detaillierungsgrad zuvor übergreifend festlegen.
- Standards und Rahmenbedingungen festlegen (z. B. zu verwendende Prozess-Symbole etc.).
- Nicht zu viele verschiedene Objekttypen (Symbole) verwenden.
- Iterativer Ansatz – kleine regelmäßige Schritte.
- Bereits zum Start den Ansatz des Process Continuous Improvement verfolgen.
- Nicht direkt mit einem Prozessmodellierungs-Tool anfangen.

2.8 Was ist eine Funktion?

Eine Funktion in der Organisation stellt einen abgegrenzten Aufgaben- und Verantwortungsbereich innerhalb einer Organisationsstruktur dar. Im Organigramm einer funktionalen Organisation findet sich die Funktion als Element der Aufbauorganisation wieder. Man spricht auch von einem Team oder einer Gruppe von Personen, die eingesetzt werden, um einen oder mehrere Prozesse oder fachliche oder prozessuale Aktivitäten durchzuführen. Ein Beispiel hierfür ist der Service Desk oder die Abteilung Mainframe.

2.9 *Die fünf Phasen des Service Lifecycle von ITIL® v3*

Die Architektur der Kernpublikationen in ITIL v3 basiert auf dem Service Lifecycle. Jedes Buch ist im Rahmen des Service Lifecycle als „eine“ Phase abgebildet. Die verwandten Prozesse werden im Detail in dem Buch beschrieben, in dem man die Schlüsselanwendung findet.

Die Struktur kann als ein „organisiertes“ Framework verstanden werden, denn Prozesse beschreiben, wie Dinge durchgeführt werden, der Service Lifecycle beschreibt die Beziehungen der einzelnen Phasen bezüglich der Prozesse zueinander.

Der Service Lifecycle-Ansatz unterstützt die Struktur des „systembezogenen“ Service Management und schafft damit die notwendige Flexibilität und Dynamik, die Grundvoraussetzung dafür sind, schnell auf geforderte Änderungen aus Sicht des Service Management reagieren zu können. Innerhalb jeder einzelnen Phase des Service Lifecycle befinden sich Serviceprozesse und notwendige Funktionen.

Die fünf Phasen (Kernpublikationen/Core Books) sind:

1. Service Strategy
2. Service Design
3. Service Transition
4. Service Operation
5. Continual Service Improvement

Die Ausrichtung der Serviceprozesse und -funktionen an dem Service Lifecycle ist eine unabdingbare Voraussetzung, um den Kunden der IT die entsprechenden Werte und Wertschöpfungsanteile der IT-Services liefern und aufzeigen zu können. Das Ziel der Ausrichtung auf Basis eines Service Lifecycle ist, größere Dynamik und Flexibilität in der Definition von Märkten und Services zu erzielen und somit entlang des Lebenszyklus eines Services den Kunden stets die benötigten Mehrwerte liefern zu können.

Man spricht bei dem Service Lifecycle-Ansatz auch von dem Fünf-Phasen-Modell oder „the five stages model“, wobei man unter grundlegenden strukturellen Gesichtspunkten Service Strategy und Continual Service Improvement (CSI) nicht als eine Phase bezeichnen kann. Diese beiden Aspekte sind vielmehr begleitende und iterativ wiederkehrende Themengebiete, die wiederholend innerhalb der Phasen Service Design, Service Transition und Service Operation relevant werden.

Die Lebenszyklusannäherung ahmt die Wirklichkeit der meisten Organisationen nach, in denen wirksames Management den Gebrauch des vielfachen Controlling grundlegend verlangt.

2.10 Die Prozesse und Funktionen von ITIL® v3 im Überblick

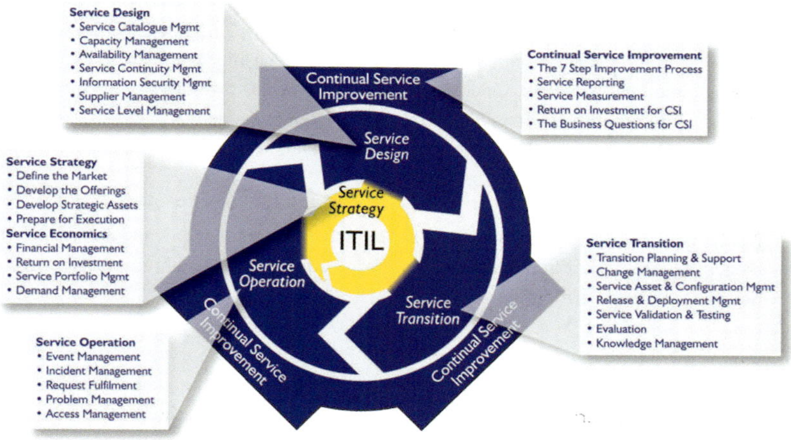

Abb.: Prozesse und Funktionen von ITIL v3

2.11 Service Lifecycle Interaction Model (SLIM) basierend auf ITIL® v3

Das Service Lifecycle Interaction Model stellt die wesentlichen Zusammenhänge aus ITIL v3 in einer ganzheitlichen Betrachtung dar. In diesem Modell sind die jeweiligen Servicephasen entsprechend der Einteilung in eine strategische, taktische und operative Ebene angeordnet und deren Prozesse, verbunden mit den entsprechenden Informations- und Kommunikationsflüssen, aufgezeigt. Eine noch wichtigere Bedeutung als in ITIL v2 erhalten in ITIL v3 die Datenquellen, die als ein grundlegender Baustein innerhalb der einzelnen Servicephasen zu verstehen sind. Da gibt es z. B. ein Configuration Management System (CMS), das auf der CMDB des Service Asset & Configuration Management aufbaut, aber weitaus mehr Informationen als die der Configuration Items enthält. Oder aber auch das Service Knowledge Management System als die zentrale Datenquelle im Bereich des Knowledge Management, die sämtliche Daten, Informationen, aber auch übergreifendes Wissen der Service Management-Organisation verfügbar macht.

Mit Service Strategy werden sämtliche strategischen Ausrichtungen und Rahmenbedingungen strukturiert betrachtet und definiert, sodass ein zielgerichtetes Aufsetzen des Service Design ermöglicht wird.

Eine konsequente Interaktion mit der Service-Phase Continual Service Improvement lässt die Qualität der Services und Prozesse während des gesamten Lebenszyklus hinsichtlich Optimierungspotentialen überprüfen und dementsprechende Umsetzungsmaßnahmen ableiten, um notwendige Aktivitäten und Verbesserungen einzuführen.

Mit der detaillierten Betrachtung der Thematik Continual Service Improvement (CSI) hat man es erstmalig geschafft, dem zentralen Aspekt der Qualitätssicherung von Services und Prozessen in einem organisatorischen Gesamtkontext eine praxisorientierte Bedeutung zuzuordnen. Einige der zentralen Zielsetzungen von CSI sind der Review, die Analyse und die Erarbeitung von Empfehlungen zur Verbesserung in jeder Phase des Service Lifecycle: Service Strategy, Service Design, Service Transition und Service Operation. Somit stehen die Transparenz und der Nachweis der Qualität von Services und Prozessen deutlich im Vordergrund und werden auf Basis einer ständigen Optimierung auch als „Qualitätszyklus" verstanden, der einen sehr engen Bezug zum bekannten Deming Cycle (PDCA Cycle) hat.

Mich kann man als A0-Plakat kaufen unter www.itilshop.de.

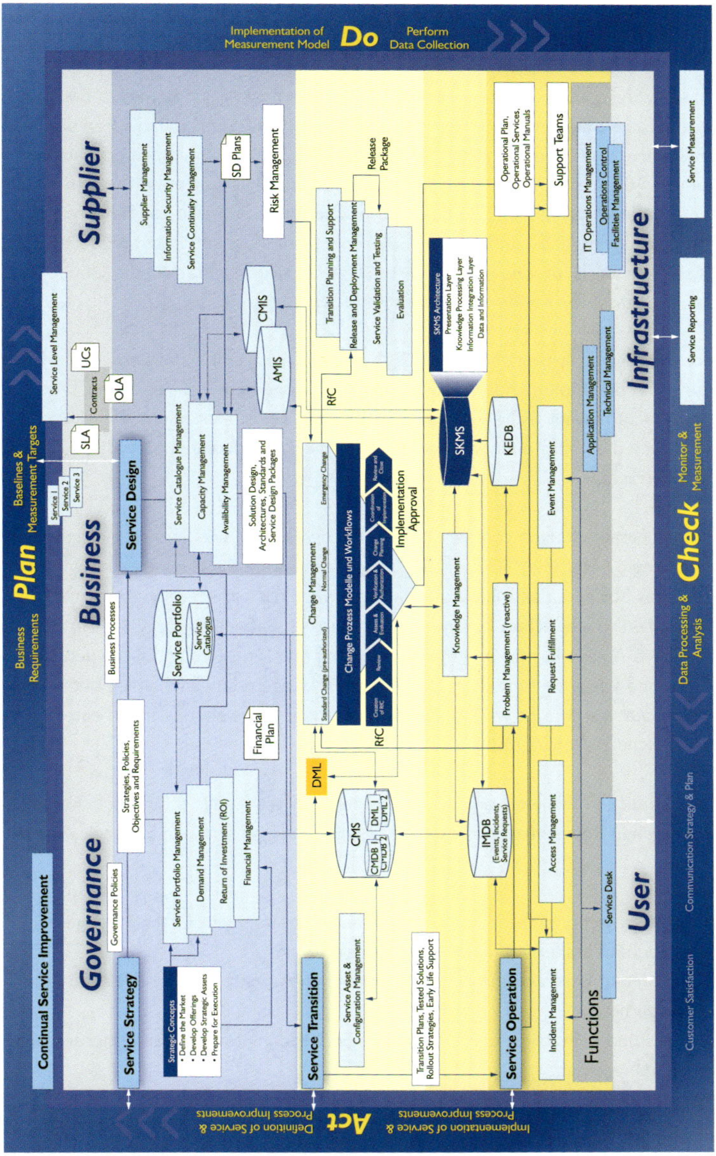

Service *Life Cycle Interaction Model*

3 Service Strategy

3.1 Einführung in Service Strategy

Service Strategy gibt im Vergleich zu ITIL v2 eine kompakte und konkrete Basis für die strategische Bewertung und Grundausrichtung von IT Service Providern und deren Services zur Unterstützung des Business. Die IT hat sich von einer fokussiert operativen Aufgabe hin zu einer strategischen Herausforderung entwickelt, u. a. mit dem Ziel, eine wirtschaftlich und qualitativ hochwertige Strategie zur Schaffung des IT Business Alignment zu entwickeln. Gefordert ist das Denken in strategischen Service Assets als Basis für eine wettbewerbsfähige Serviceorganisation, die Mehrwerte für das Business ihrer Kunden und Stakeholder erzeugt.

Service Strategy stellt Guidelines und Grundlagenstrukturen für das Design, die Entwicklung und die Implementierung von Service Management zur Verfügung. Dies geschieht nicht nur aus Sicht der organisatorischen Möglichkeiten und Fähigkeiten, sondern auch die übergreifenden Konzepte für die Entwicklung von Strategic Assets werden betrachtet.

Die Handlungsanleitungen von Service Strategy zeigen auf, wie Service Management in ein Strategic Asset überführt werden kann. Somit stellt die IT einen strategischen Wert für das Business dar. Mit Service Strategy wird das Service Management in den erforderlichen strategischen Zusammenhang gestellt. Service Strategy vertritt einen Best Practice-Ansatz für die Strategieentwicklung und -umsetzung. Durch den Closed-Loop und Lifecycle-Ansatz muss IT Service Management ganzheitlich betrachtet und behandelt werden. Es wird zukünftig nicht mehr ausreichen, sich auf einzelne ITSM-Bereiche zu konzentrieren.

Der geschäftliche Mehrwert ergibt sich aus den übergreifenden strategischen und wirtschaftlichen Betrachtungen bezüglich Service Management und Strategic Assets.

Zielsetzung

- Fokussierung auf praktische und übergreifende Ansätze des Service Management
- Definieren und Implementieren von Strategien
- Definieren und Überwachen der wirtschaftlichen Aspekte von Services und Service Management
- Standards und Richtlinien zum Design, zur Entwicklung und Implementierung von Service Management
- Organisatorische Möglichkeiten
- Strategic Assets

Den umsetzungsrelevanten Anstoß im Rahmen der Service Strategy bildet die strategische Betrachtung der IT-Strategien. Daraus wird das mögliche Portfolio bzw. werden Services bezogen auf zu analysierende Kunden- und Marktgruppen abgeleitet.

Die Fragestellungen in dieser Phase zielen mit ihren Schwerpunkten auf die übergreifenden strategischen Grundbetrachtungen von Kunden, Märkten, der Wertschöpfung, von Investitionsgrundlagen, des Portfolios etc. ab und verdichten sich mit der konkreten Umsetzung in darauf folgenden Phasen des Lifecycle.

Folgende zentrale Fragestellungen sind relevant für eine erste Einschätzung und Bewertung:

- Welche Services sollen wem angeboten werden?
- Wie kann sich ein Service Provider von seinen Konkurrenten unterscheiden?
- Wie kann tatsächlicher Mehrwert für die Kunden generiert werden?
- Wie können Mehrwerte für die Stakeholder gesichert werden?
- Wie können strategische Investitionen im Service Management begründet werden?
- Wie kann mit Financial Management die Kontrolle über den Wertschöpfungsprozess gesichert werden?
- Wie ist Servicequalität zu definieren?

Daraus resultiert die Feststellung, dass ein Business Case das zentrale Instrument im Rahmen der Phase Service Strategy darstellt. Mithilfe eines Business Case wird das Auftreten einer bedeutsamen Angelegenheit, die Informationen über Kosten, Nutzen, Optionen, Gefahren und mögliche Probleme beinhaltet, definiert und als ein grundlegender Einstieg in die notwendigen Entscheidungen, aber auch als konzeptioneller Startpunkt verwendet.

Der Business Case ist somit die geschäftliche Rechtfertigung bzw. der Anstoß des Handelns für Erweiterungen im Rahmen der IT-Strategie sowie des Service-Portfolios und im konkreten Ergebnis dann des Servicekatalogs.

Service Strategy gibt übergreifende Handlungsanleitungen für alle Arten von Service Providern.

Es sind aus Sicht von ITIL v3 folgende Grundkonzepte zur Service-Erbringung („Sourcing-Modelle") beschrieben:

- Typ I: Intern – Business Function
- Typ II: Intern – Shared Service Unit
- Typ III: Extern – External Service Provider

3.2 *Wichtige Grundbegriffe der Service Strategy*

Wichtige Grundbegriffe und Basiskonzepte:
Die folgenden Begrifflichkeiten und Konzepte unterstützen den Kern der Betrachtung aus strategischer Sicht:

Value Composition

Value Composition bedeutet im strategischen Zusammenhang die ziel- und bedarfsgerechte Zusammenstellung der benötigten Service Assets oder auch der Komponenten für eine IT-seitige Unterstützung des Business basierend auf klar definierten Service Models.

Value Proposition

Value Proposition stellt den entsprechenden Wertebeitrag an der Wertschöpfung des durch den Service unterstützten Geschäftsprozesses dar. Der Anstieg der Wertschöpfung (Ausschnitt) stellt die „Anlaufphase" dar. Bis zum Abschluss einer Transition-Phase bewegt sich die Wertschöpfung ansteigend und bleibt anschließend in Bezug auf die Gesamtwertschöpfung für den Business-Prozess konstant (Ausschnitt fokussiert auf die Steigerungsphase).

Die folgende Abbildung stellt den Gesamtzusammenhang zwischen den beiden Betrachtungsweisen dar:

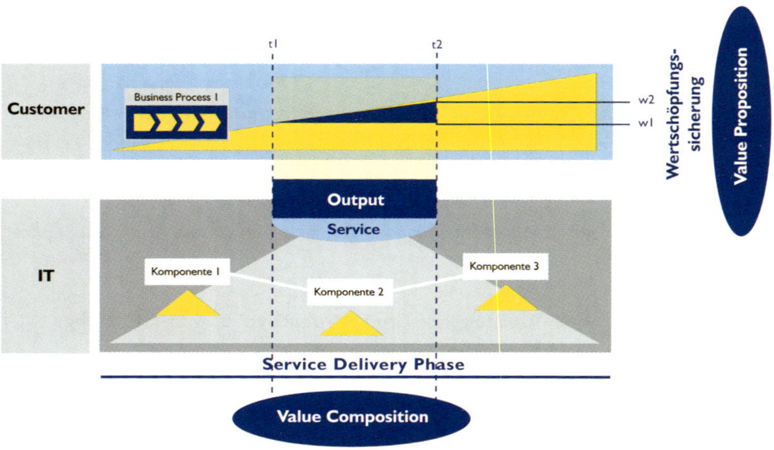

Abb.: Value Proposition und Composition

Der Wert eines Services kann immer nur vom Kunden beurteilt werden – d. h., dass die Kunden Services nach deren Brauchbarkeit/Nützlichkeit (Utility) und deren Gewährleistung/Zuverlässigkeit (Warranty) beurteilen.

Fit for purpose – Utility

Der Service reflektiert die Anforderungen des Kunden so, dass ein positiver Effekt bezüglich des Outputs entsteht. Ein positiver Output ist dann gegeben, wenn durch den Service die Performance des Geschäftsprozesses unterstützt wird oder Beschränkungen beseitigt werden.

Fit for use – Warranty

Die Servicestrukturen aus Sicht des Betriebs haben solche Ausprägungen, dass der Service auch stabil und sicher bereitgestellt werden kann, d. h. der Service verfügt über das richtige Maß an Verfügbarkeit, Kapazität, K-Fall-Vorsorge (Continuity) und Security.

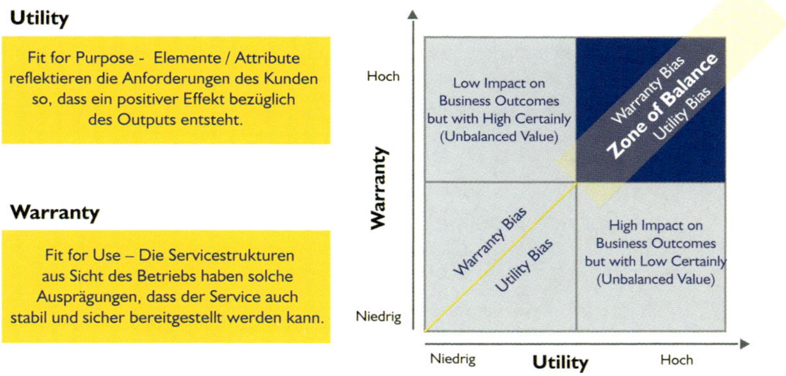

Abb.: Kundensicht auf einen Service

Nur wenn die Utility UND die Warranty bereitgestellt werden, wird durch den Service aus Sicht des Kunden ein Mehrwert generiert.

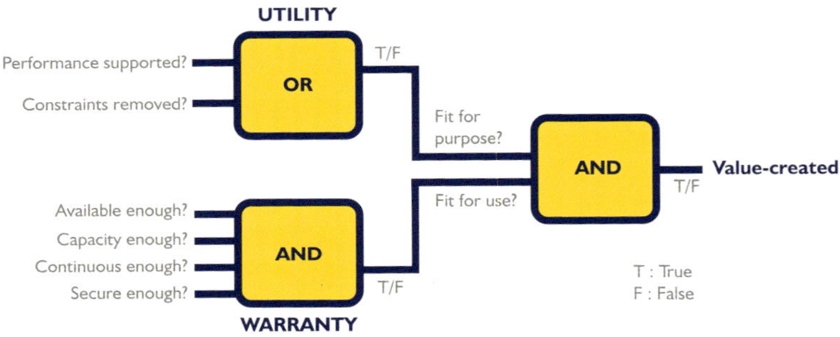

Abb.: Zusammenspiel Utility und Warranty

Market Space

Market Space bezeichnet den Bewegungsrahmen für bestimmte Typen von IT Services, in dem definierte Kundenanforderungen die Relevanz und Nützlichkeit dieser Services für Service Provider als sinnvoll erscheinen lassen. Market Space bezeichnet außerdem die möglichen IT-Services, deren Bereitstellung sich der IT Service Provider zur Erfüllung der Anforderungen des Business vorstellen kann.

Wenn Services sich den Market Space teilen, werden sie auch die Fähigkeiten und Ressourcen, Kosten, Risiken und Herausforderungen für die Umsetzung und den Betrieb teilen und sollten somit einer gemeinsamen Betriebsverantwortung unterstehen.

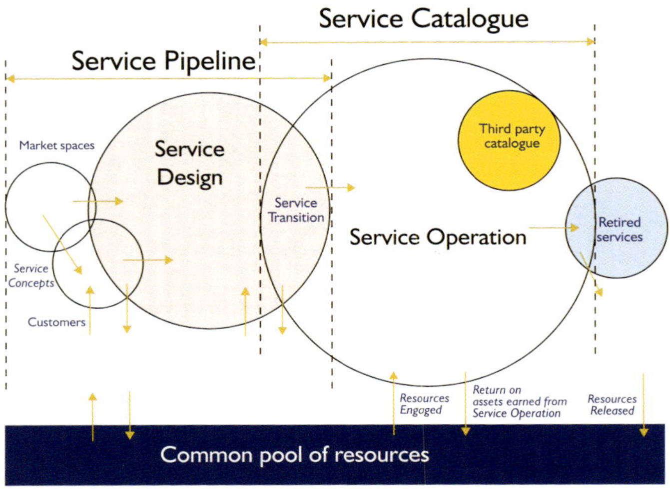

Abb.: Service Pipeline und Service Catalogue

Service-Portfolio

Das Service-Portfolio eines IT Service Providers spiegelt den Bedarf des Business/Kunden wider und die damit verbundene Reaktion des Service Providers.

Das Service-Portfolio kann in drei Schwerpunktbereiche unterteilt werden:

- Servicekatalog mit seinen standardisierten und operativ einsetzbaren Services,
- Service Pipeline mit ihren geplanten, aber noch nicht umgesetzten Services oder Innovationen und
- Retired Services, die von dem aktiven „Set" an Serviceangeboten entkoppelt wurden und nicht mehr zum operativen Servicekatalog gehören.

Die Betrachtung und Zuordnung von Market Spaces und des Service-Portfolios auf strategischem Level fördern die Effektivität durch den ganzen Service Lifecycle hindurch. Sie erbringen u. a. den Mehrwert für die nachgelagerten Entscheidungen und Betrachtungen hinsichtlich der Planung im Service Design und in der Service Transition.

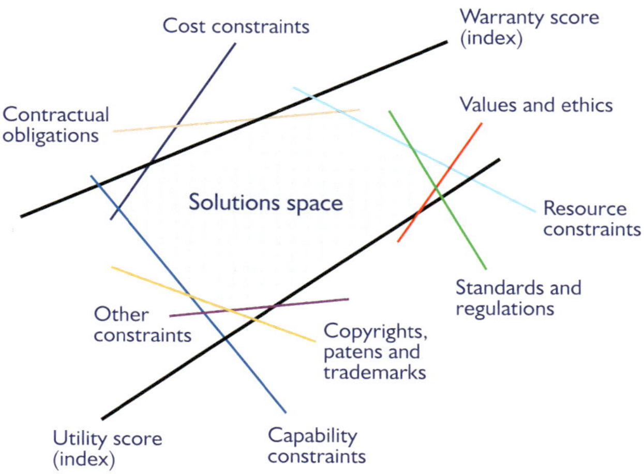

Abb.: Design contraints driven by strategy

Service Model

Service Models schreiben die Service Strategy für einen Market Space fest. Sie sind „Blueprints" für Service Management-Prozesse und -Funktionen, um die Wertentwicklung und die damit verbundene Zusammenarbeit aus Sicht eines Service Providers zu beschreiben und auf dieser Ebene zu kommunizieren.

Über Service Models werden die benötigten Strukturen und dynamischen Elemente eines Services definiert. Service Models werden bezogen auf Market Spaces und deren Charakteristiken gestaltet und beschreiben, wie Service Assets mit Customer Assets interagieren und sich der angestrebte Wertschöpfungsanteil für ein gegebenes Vertragsportfolio / Service-Portfolio ergibt.

Constraints

Constraints sind Restriktionen bzw. Rahmenbedingungen, die den Gestaltungsspielraum zur Umsetzung von Business-Anforderungen beeinflussen.

Diese Constraints können allgemeingültig, aber auch kundenspezifisch sein. Die innerhalb dieser Restriktionen möglichen Ausrichtungen ergeben den „Solution Space“, also den Bereich, in dem man sich mit einer umsetzbaren Lösung bewegen kann.

Business Case

Der Business Case ist das zentrale Instrument im Rahmen der Phase Service Strategy. Mithilfe eines Business Case wird das Auftreten einer bedeutsamen Angelegenheit definiert. Der Business Case beinhaltet Informationen über wirtschaftliche Aspekte, Kosten, Nutzen, Optionen, Gefahren und mögliche Probleme und wird als ein grundlegender Einstieg in die Entscheidung, aber auch in den konzeptionellen Beginn verwendet.

Risk (Risiko)

Ein mögliches Event, das zu einem Schaden oder Verlust führen oder das Erreichen von Zielen beeinträchtigen könnte. Ein Risiko wird anhand der Wahrscheinlichkeit einer Bedrohung, der Verwundbarkeit der Assets gegenüber dieser Bedrohung und der potenziellen Auswirkungen der Bedrohung im Rahmen eines Risk Assessments gemessen (siehe auch M_o_R).

3.3 *Die Prozesse der Service Strategy*

Man unterscheidet innerhalb der Phase Service Strategy zwischen sogenannten Hauptaktivitäten (Key Activities „Service Strategy“) und strategischen und wirtschaftlichen Prozessen (Service Economics).

Folgende Hauptaktivitäten aus Sicht der Service Strategy existieren:

Define the market

Der Market Space ist definiert durch die Geschäftsergebnisse und die Möglichkeit, diese durch IT-Services zu unterstützen.

In der Aktivität „Define the market“ werden die Strategien für Services, aber auch im Gegenzug die Services für die Strategie definiert. Dabei ist es eine unabdingbare Anforderung, den Kunden und die damit verbundenen Möglichkeiten und Bedarfe an Services zu betrachten und zu analysieren.

Wesentliche Rahmenbedingungen sind hierbei:

- Verbesserung der aktuellen Situation und Möglichkeiten
- Kostenreduzierung
- Risikominimierung

Es muss hierbei genau betrachtet werden, wie ein entsprechender Service die Wertschöpfungssteigerung und den benötigten Mehrwert generieren kann und, damit verbunden, welche Service Assets, aber auch welche Infrastrukturelemente und Assets entwickelt werden müssen, um zur Erreichung dieser Anforderung beitragen zu können.

Develop the offerings

Die Schlüsselaktivität „Develop the offerings“ ist in Verbindung mit der Schlüsselaktivität „Market Space” zu betrachten, in der die Optionen und Themengebiete abgegrenzt werden, die für einen Service Provider für die Value Creation and Delivery ausschlaggebend sind. Die Bereitstellung und Lieferung von Services zur Steigerung der Wertschöpfung erweitern und intensivieren die Beziehungsbildung hin zu einem partnerschaftlichen Kunden-IT-Provider-Verhältnis. Ein Service definiert sich immer über den Nutzen für den Kunden und nicht über die zur Verfügung gestellte Kapazität. Eine exakte Definition eines Services ist in dem damit verbundenen Zusammenhang ausschlaggebend dafür, dass Kunden auch den Mehrwert und Wertschöpfungsanteil des Services richtig wahrnehmen.

Diese Schlüsselaktivität berücksichtigt das Service-Portfolio mit dem Ziel der Wertemaximierung und unter Berücksichtigung der Parameter Kosten und Risiken. Die Umsetzung der Wertschöpfungssteigerung wird von einer besseren Service Delivery-Struktur und den entsprechenden Kundenerfahrungen hergeleitet.

Develop strategic assets

Strategische Assets sind die Werte, die es einem Service Provider ermöglichen, die anforderungsgerechte Bereitstellung von Services in der richtigen Zusammenstellung zu liefern. Dies kann aus Sicht der Service Strategy als das strategische Vermögen angesehen werden, das in der Grundstruktur eine dynamische Ausprägung haben muss. Es wird von den Strategic Assets erwartet, dass sie unter sich ändernden Geschäftsanforderungen fortgesetzt werden und weiterhin konstante und gute Leistungen im Rahmen der Wertschöpfungskette für das Business erbringen. Es muss hierbei also möglich sein, sich an die sich ändernden Bedingungen aus dem Business auszurichten und die Eigenschaft von „Learning Capabilities“ zu unterstützen.

Hiermit ist ein übergreifender Capability und Maturity Level verbunden, der sich je nach Ausprägung und Bereitstellung von Service Assets (Fähigkeiten und Betriebsmitteln) auf der Service Management-Ebene einstellt.

Damit ein Service überhaupt eine Wertschöpfung erreichen kann, ist das Zusammenspiel der richtigen Betriebsmittel (Ressourcen – z. B. Budget, Infrastruktur, Applikationen etc.) und der dazu passenden Fähigkeiten (Capabilities – z. B. Management-System, Organisation, Prozesse, Know-how etc.) unabdingbar. Defizite in den Betriebsmitteln oder den Fähigkeiten führen dazu, dass der Service nicht wie vereinbart erbracht werden kann und nicht zur Wertschöpfung des Kunden beiträgt.

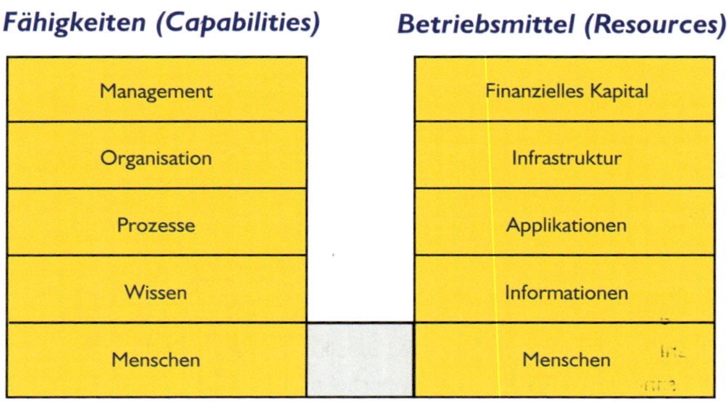

Abb.: Kernprozesse Business Case

Prepare for execution

Die Analyse sämtlicher interner und externer Faktoren und deren Detailbetrachtung sind notwendig, um eine zielgerichtete Umsetzung der Business-Anforderungen sicherstellen zu können. Dazu ist die Erstellung von grundlegenden Plänen, Policies, aber auch Visionen notwendig. Wenn der Service Provider ein klares Verständnis davon hat, was die wirklichen Wertanteile des Kunden sind, können die entsprechenden Business Requirements klarer verstanden und in IT-funktionale Lösungen umgesetzt werden. Damit verbunden sind die kritischen Erfolgsfaktoren (CSFs) zu formulieren, die einen integrativen Bezug u. a. hinsichtlich Erweiterbarkeit, Skalierbarkeit und Wachstum schaffen.

Folgende Prozesse sind aus Sicht der Service Strategy definiert:

Financial Management

Das Financial Management erstreckt sich über die gesamte Unternehmung. Viele Unternehmensbereiche erzeugen und verwerten finanzielle Unternehmensinformationen. Diese Informationen bilden den Input für das Financial Management und dienen als Grundlage für kritische Entscheidungen und Aktivitäten.

Zielsetzung

Schaffung von finanzieller Transparenz zur Unterstützung kritischer Unternehmensentscheidungen durch die konsequente Anwendung eines Financial Management.

Folgende zentrale Methoden, Modelle und Techniken stehen im Fokus des Financial Management, sollen aber an dieser Stelle nicht weiter vertieft werden:

- Service Valuation
- Demand Modelling
- Financial Modelling of Service Portfolio
- Service Provisioning Optimization
- Planning Confidence
- Service Investment Analysis
- Accounting
- Compliance
- Variable Cost Dynamics

Die folgende Abbildung zeigt im Vergleich die Gemeinsamkeiten, Betrachtungsprofile und Benefits des Business und des Service Providers u. a. aus der finanzwirtschaftlichen Perspektive.

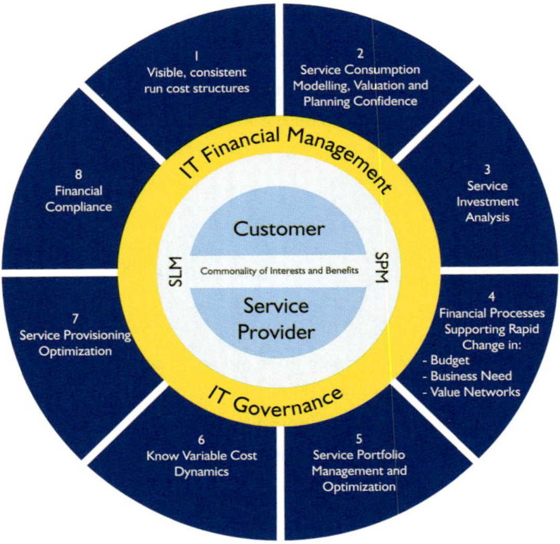

1
Visible, consistent run cost structures
2
Service Consumption Modelling, Valuation and Planning Confidence
3
Service Investment Analysis
4
Financial Processes Supporting Rapid Change in:
- Budget
- Business Need
- Value Networks
5
Service Portfolio Management and Optimization
6
Know Variable Cost Dynamics
7
Service Provisioning Optimization
8
Financial Compliance
IT Financial Management
IT Governance
SLM
SPM
Customer
Commonality of Interests and Benefits
Service Provider

Abb.: Financial Management

Service Portfolio Management

Das Service-Portfolio eines IT-Providers spiegelt den Bedarf des Business/Kunden wider und die damit verbundene Reaktion des Service Providers. Bei der Definition des Service-Portfolios muss sich der Provider folgender Fragestellungen bewusst sein:

- Warum sollte der Kunde diese Services in Anspruch nehmen?
- Warum sollte der Kunde diese Services bei mir beziehen?
- Wie sehen die Preisfindungs- oder Verrechnungsmodelle aus?
- Was sind die Stärken, Schwächen, Prioritäten und Risiken?
- Wie sollten unsere Ressourcen und Fähigkeiten zugewiesen werden?

Das Service-Portfolio spiegelt die Anforderungen des Kunden wider. Durch das fortwährende Hinterfragen dieses Portfolios ist ein Provider in der Lage, sein Angebot vorausschauend an die Bedürfnisse des Kunden anzupassen, ohne die eigentliche Strategie und Planung außer Acht zu lassen.

Hierdurch ist sichergestellt, dass Investitionen im Service Management (z. B. für das Design neuer Services) auf Grundlage finanzieller und geschäftlicher Informationen geschehen und somit abgesichert sind.

Die Statusparameter bei der Erstellung eines Services für das Service-Portfolio werden wie folgt bezeichnet:

- Anforderungen,
- Analysiert
- Schriftlich fixiert
- Entwickelt
- Getestet
- Operativ
- Definiert
- Genehmigt
- Konzipiert
- Erstellt
- Freigegeben
- Stillgelegt

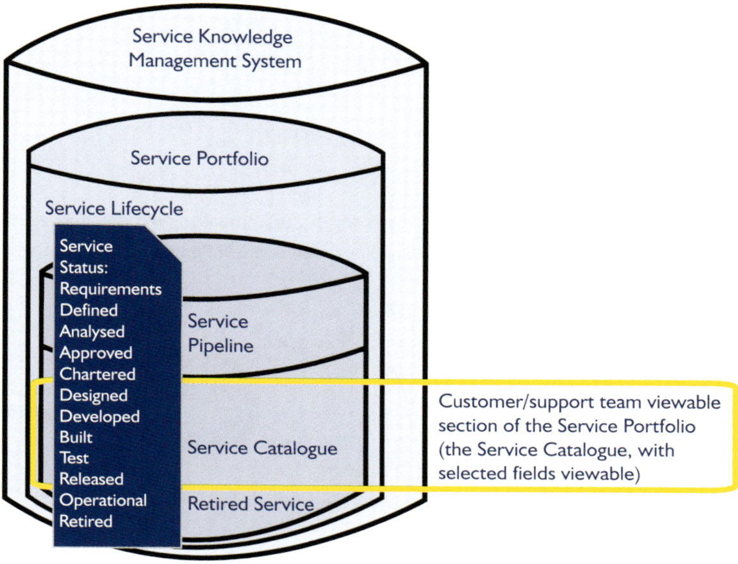

Abb.: Service Portfolio inkl. Inhalt

Eine besondere Rolle spielt hierbei die sogenannte Service Pipeline. Sie stellt eine Informationsbasis für die Erstellung von Services bereit, indem sie die Anforderungen des Business abdeckt. Sie stellt außerdem eine Basis für die Erstellung neuer Services bereit, in der die strategischen Business-Ziele fokussiert und für die dauerhafte Verwendung hinterlegt sind.

Die wesentlichen Kernaktivitäten spiegeln sich im folgenden Prozessschaubild wider:

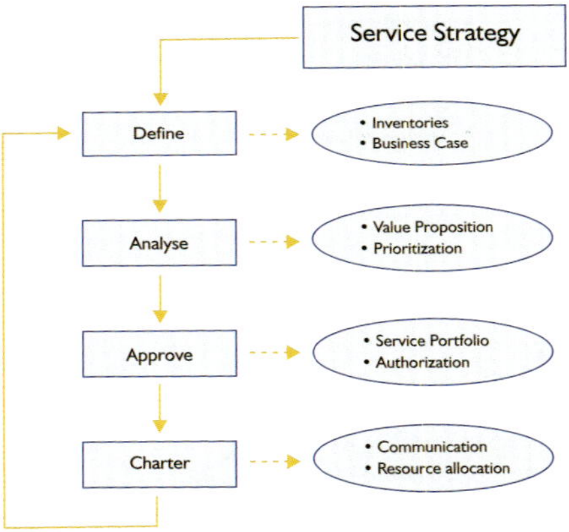

Abb.: Service Strategy

Demand Management

Das Demand Management steht in einem engen Zusammenhang mit den Kapazitäten einzelner Servicebausteine als Grundlage für die Bereitstellung von Service Assets.

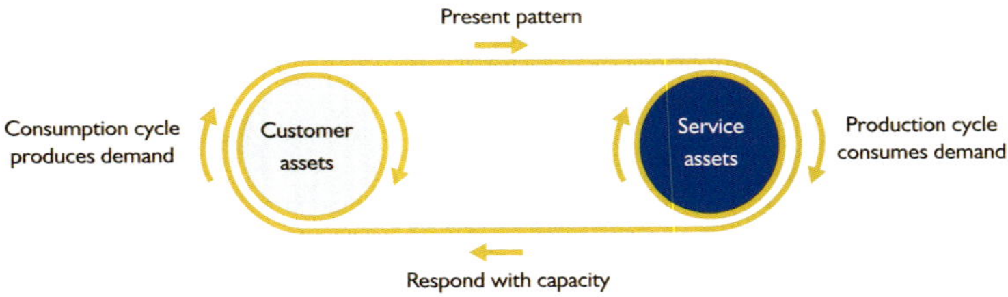

Zielsetzung:

Reaktion auf die dynamischen Anforderungen der Geschäftsprozesse aus Sicht des Service Providers unter dem Gesichtspunkt der Ausbalancierung zwischen Business

Needs und den bereitzustellenden Kapazitäten. Für eine fundierte Prognose der Kapazitätsanforderungen sind Informationen aus verschiedenen Ebenen erforderlich. Auswirkungen auf den Kapazitätsbedarf haben Entscheidungen auf strategischer Ebene.

Ein funktionierendes Demand Management stellt sicher, dass keine Kosten durch überschüssige und nicht genutzte Kapazitäten entstehen. Ungenügende Kapazitäten wiederum wirken sich negativ auf die Qualität der Services aus. Das Service Management stellt sich dieser Herausforderung in Form eines Pull-Systems, in dem ein Verbrauchszyklus einen Produktionszyklus antreibt.

Verschiedene Techniken im Demand Management, wie Off-Peak Pricing, Volume Discounts oder gestaffelte Service Levels, können den Bedarf im Rahmen von spezifischen Modellen beeinflussen. Kapazitäten und Ressourcen, die einem Service zur Verfügung gestellt werden, sollten an Bedarfsprognosen und -modellen ausgerichtet sein.

Return on Investment

Der Begriff „Return on Investment" (ROI) bedeutet finanztechnisch das Verhältnis des erzielten Gewinns einer Investition zum investierten Kapital. Dieses Verhältnis kann sowohl auf eine definierte Zeitspanne als auch akkumuliert auf den gesamten Lebensweg der Investition bezogen sein.

Zielsetzung:
Das Ziel von Return on Investment, bezogen auf die Betrachtung hinsichtlich der Service Strategy, ist, die Wirtschaftlichkeit von strategischen Service Management-Projekten bzw. auch die Umsetzung von Business Needs hinsichtlich Service Assets und derer Design- und Betriebsanforderungen zu überprüfen.

Return on Investment ist nichts Wünschenswertes, sondern per se zwingende Voraussetzung eines jeden Engagements im Business und somit Basis einer gesunden Win-win-Orientierung der beteiligten Partner (Kunde und Service Provider).

Return on Investment (ROI) ist ein Konzept, um den Wert einer Investition quantitativ zu beziffern. Aus der finanzwirtschaftlichen Sicht müsste ROI eigentlich ROIC (Return on Invested Capital) bedeuten, eine Messgröße für die Performance des Business. Im Gesamtzusammenhang mit dem Service Management ist dieser Betrachtungsfokus nur bedingt zutreffend. Im Bereich des Service Management wird ROI dafür verwendet, die Fähigkeiten und Möglichkeiten eines Service Asset und dessen Beitrag zur Erzeugung von zusätzlichem Value zu messen und zu bewerten.

Eine der größten Herausforderungen für die, die ITSM-Projekte auf Basis von ITIL initiieren, ist die Identifizierung der spezifischen Notwendigkeit für das Business, bei der eine konkrete und bewertbare Abhängigkeit vom Service Management besteht. In diesem Zusammenhang wird von drei Bereichen des ROI gesprochen:

- Business Case – Mithilfe des Business Case werden die (wirtschaftliche) Rechtfertigung für die Notwendigkeit aus Sicht des Business und dessen Bezug zum bzw. Abhängigkeit vom Service Management definiert.
- Pre-Programme ROI – Techniken, um die Investitionen im Service Management vorab unter quantitativen Gesichtspunkten zu analysieren.
- Post-Programme ROI – Techniken, um die Investition im Service Management in einer rückwirkenden Betrachtung zu analysieren.

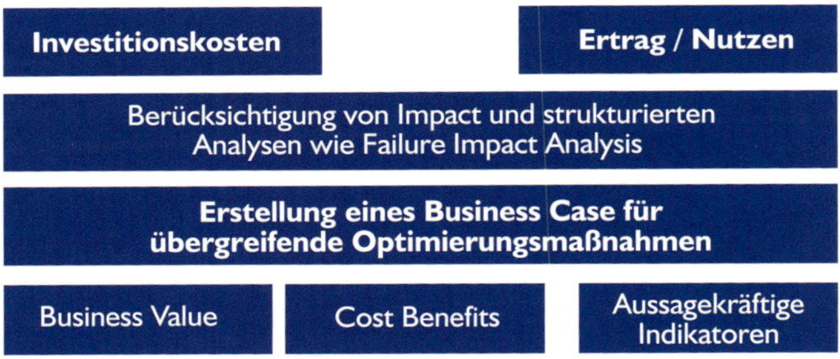

Abb.: Was ist zu berücksichtigen?

Im Allgemeinen ist es nicht einfach, eine ROI-Betrachtung für eine übergreifende Einführung von Service Management oder für integrierte Prozessverbesserungsmaßnahmen auf Basis quantifizierbarer Aussagen zu tätigen.

Daher ist ein gemeinsames Erarbeiten von Indikatoren, die den Business Value und den IT-seitigen Anteil aus Sicht der Service Strategy darlegen, notwendig.

Daraus resultiert die Anforderung, eine grundlegende Betrachtung auf Basis eines Business Case durchzuführen.

3.4 Die Rollen in der Service Strategy

Prozessrollen sind wesentliche Bestandteile einer erfolgreichen Umsetzung und Implementierung einer Service Management-Organisation. Der Großteil der konkret ausgestalteten Rollen, aber auch Funktionen ist in den Phasen Service Design, Service Transition und Service Operation zu finden und dort definiert. Aus der strategischen Betrachtung heraus gibt es wenige konkret gefasste Rollen. Unten genannte Rollen sind aus strategischer Sicht als sogenannte Key-Roles anzusehen. Darüber hinaus sind noch weiterführende Prozessrollen im strategischen Umfeld für Aufgaben und Verantwortlichkeiten auf Sublevel-Basis zu empfehlen (z. B. Detaillierung auf Basis von Sourcing-Strategien etc.).

Rolle	**Kurzbeschreibung**
Chief Sourcing Officer	Eine Schlüsselrolle, um die Sourcing-Strategien festzulegen und entsprechende Fähigkeiten (Capabilities) zuzuordnen. • Festlegung der Sourcing-Strategie bezogen auf bestimmte Service Assets und das Business. • Enge Zusammenarbeit mit dem CIO im Fall der internen Sourcing-Strategie hinsichtlich Personalbereitstellung etc. • Identifikation der Bereiche, in denen externe Ressourcen benötigt werden. • Festlegen von Guidelines und Prinzipien für Governance. • Koordinierung und Zusammenführung der internen und externen Ressourcen bezüglich einer definierten Zielsetzung auf Basis eines vorhandenen Empowerments. Der Chief Sourcing Officer ist ein Integrator, Koordinator, Kommunikator, Leader und Coach, teilt eine gleichberechtigte Identität zwischen internem und externem Personal und hat die Kompetenz, auf Executive Level zu agieren.

Rolle	Kurzbeschreibung
Product Manager	Der Product Manager ist eine Schlüsselrolle im Bereich des Service-Portfolio-Management und hat deshalb aus strategischer Sicht einen wichtigen Stellenwert. Diese Rolle ist verantwortlich für: • Managen eines Services als Produkt über den gesamten Lebenszyklus (von der strategischen Betrachtung über das Designkonzept und die Betriebsübergabe bis hin zur Stilllegung des Services). • Product Manager werden als Experten der Lines of Services (LOS) und des Servicekataloges gesehen und anerkannt. • Sie verstehen die Service Models und deren interne Strukturen und Dynamiken und sind in der Lage, relevante Changes zu bewerten und dadurch eine effektive Verbesserung zu generieren. • Sie haben eine konsolidierte Sicht auf die entsprechenden Kosten und Risiken entlang der gesamten Line of Service.

3.5 Chancen und Risiken

Die Chance von Service Strategy besteht darin, die heutzutage in den IT-Organisationen vorzufindende technische, aber auch ablauforientierte Komplexität zu erfassen und dafür aus strategischer Sicht sinnvolle und gezielte Strukturen aufzusetzen. Die Komplexität eines Gesamtsystems in kleine, auf Services und Service Management bezogene Einheiten herunterzubrechen und dazu spezifische Serviceprozesse zur Steuerung einzuführen, führt dazu, dass eine langfristige Betrachtung von benötigten Entscheidungen und damit verbundenen Konsequenzen durchgeführt und bewertet werden kann.

Das führt, verbunden mit den aufgesetzten spezifischen Serviceprozessen, zu der Befähigung einer „lernenden Organisation".

Die Möglichkeit, auch im Rahmen der Verantwortlichkeiten zwischen Koordinierung und Steuerung (Control) zu unterscheiden, erlaubt es dem Management, zielorientiert einzuwirken und benötigte Entscheidungen zu treffen. Die Spezialisierung von Aufgaben und Verantwortlichkeiten auf spezifische Prozesse ermöglicht die Entwicklung des benötigten Know-hows, der Skills und der Erfahrungen.

Service Strategy kann die klaren Weichen für die Bereitstellung von Services bzw. Service Assets bezüglich der Parameter Value Creation, Effizienz und Effektivität stellen. Daraus resultierend wird im Zusammenspiel mit dem Continual Service Improvement (CSI) für eine anforderungsgerechte und qualitativ hochwertige Servicebereitstellung gesorgt.

Ein Risiko ist normalerweise definiert als etwas, was vermieden werden muss, da es stark mit Bedrohungen in Beziehung gesetzt wird. Aber eigentlich ist dies auch im Zusammenhang mit Herausforderungen zu sehen. Die falsche bzw. unpräzise Betrachtung und Einschätzung von Herausforderungen kann im konkreten Fall zu einem Risiko führen. Aus diesem Grund sind zahlreiche Basiskonzepte und Schlüsselaktivitäten der Service Strategy darauf ausgelegt, Aspekte der Risikobetrachtung und -bewertung zu berücksichtigen.

Dazu gehören:

- Market Spaces
- Service-Portfolio
- Demand Management
- etc.

Entscheidungen über Risiken müssen in ein entsprechendes Gleichgewicht zwischen potentiellen Benefits bei positiver Umsetzung und den Kosten der Adressierung der spezifischen Risiken gesetzt werden. Diese Balance steht im direkten Zusammenhang mit dem Parameter Innovation. Derjenige Service Provider, der auf innovative Aspekte und Lösungen fokussiert, trägt damit verbunden auch ein höheres Risiko bei der Bereitstellung von im Rahmen des Betriebs anforderungsgerechten Services.

Risiken können u. a. innerhalb folgender Zusammenhänge auftreten und sollten dabei mit entsprechenden Standardmethoden des Risk Management betrachtet und bewertet werden:

- Risikoverschiebung (Transfer)
  Risiken verschieben sich je nach Schwerpunkt im Rahmen des Betriebs in Richtung Business oder Service Provider.

- Risiken des Service Providers
  Treten für einen Service Provider auf, wenn eine unvorhersehbare Änderung auf der Seite des Kunden eintritt, die tief greifende Risiken für den gesamten Service Lifecycle mit sich bringt.

Um hier unnötige Überraschungen und Spannungen in der Zusammenarbeit zwischen dem Kunden und dem Service Provider zu vermeiden, sollten klare Vereinbarungen im Kontext des Risk Management getroffen werden.

Dazu gehören:

- Vertragliche Regelungen des Risk Management
- Risikobetrachtung beim Service Design
- Regelungen für operative Betriebsrisiken auch unter dem Kostenaspekt
- Betrachtungen und Regelungen hinsichtlich Marktrisiken

Wenn Unternehmen bzw. IT-Organisationen im Rahmen des Kunden-Lieferanten-Verhältnisses sowohl die Chancen als auch die möglichen Risiken zielgerichtet und strukturiert betrachten, bewerten und in Business Value umsetzen können, hat dies eine positive Gesamtauswirkung auf den Service Lifecycle und die Service Management-Strukturen im Allgemeinen.

3.6 Quick Reference Card Service-Strategie

ITILv3 Quick Reference Card — Service Strategy (SS)

Ziele und Inhalte

- Bietet einen Leitfaden wie Service Management als ein strategisches Asset designed, entwickelt und implementiert wird.
- Die Handlungsanleitungen von Service Strategy zeigen auf, wie Service Management in ein „Strategic Asset" überführt werden können.
- Mit Service Strategy wird das IT Service Management in den erforderlichen strategischen Zusammenhang gestellt.

Basiskonzepte & Grundprinzipien

- Market Space
- Service Catalogue
- Service Model
- Capabilities
- Service Assets
- Service Portfolio
- Service Pipeline
- Value Creation
- Utility & Warranty
- Value Proposition
- Value Composition
- Constraints
- Business Case

Prozesse

Service Strategie

- Define the market
- Develop the offerings
- Develop strategic assets
- Prepare for execution

Service Ökonomie

- Financial Management
- Return of Investment
- Service Portfolio Management
- Demand Management

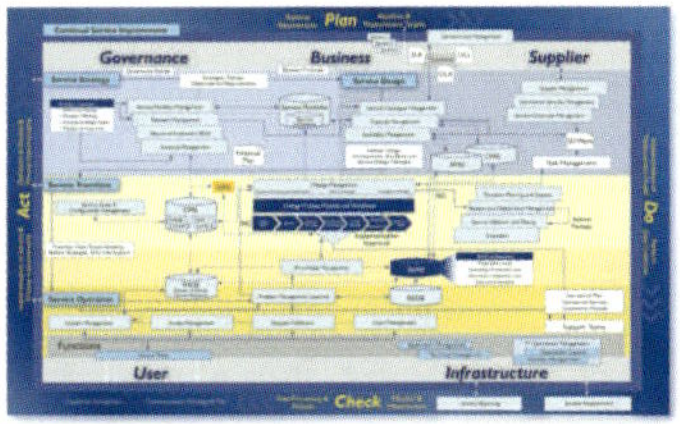

Funktionen

–

Zentrale Rollen

- Chief Sourcing Officer
- Product Manager
- ...

Benefits

- Erzeugung von Business Value durch die übergreifende, strategische und wirtschaftliche Betrachtung bezüglich Service Management und Strategic Assets.
- Erfassung der technischen aber auch ablauforientierten Komplexität und Aufsetzen der dafür aus strategischer Sicht sinnvollen und gezielten Strukturen.
- Klare Weichen für die Bereitstellung von Services bzw. Service Assets bezüglich der Parameter Effizienz und Effektivität.

4 Service Design

4.1 Einführung in Service Design

Zielsetzung des Service Design
Ermittlung der Kundenanforderung und Übersetzung in Service- und Service Management-Lösungen.

Das Entwickeln neuer oder geänderter Services zur späteren Überführung in die Produktivumgebung steht im Mittelpunkt des Service Design. Es betrachtet alle Designaspekte bei der Planung von neuen Services sowie Änderungen oder die Anpassung der Services und des Service Management.

Insbesondere in der Phase Service Design spielt die ausgewogene Betrachtung der 4 P (Processes, Products, Partners/Provider, People) eine wichtige Rolle für eine spätere erfolgreiche Umsetzung von Designplänen und -projekten in eine wertschöpfende Service Operation.

4.2 Wichtige Grundbegriffe des Service Design

Die Anforderungen an einen neuen Service ergeben sich im Wesentlichen aus dem Service-Portfolio. Sämtliche Serviceanforderungen werden analysiert, dokumentiert und abgestimmt. Es folgt eine Lösungsarchitektur, die den Anforderungen und den Rahmenbedingungen aus der Service-Strategie entsprechen muss. Um dies sicherzustellen, werden für jeden neuen Service die Hauptaspekte des Service Design berücksichtigt:

Design der Service-Lösungen (Service Solutions)
Es ist sicherzustellen, dass der neue oder geänderte Service in das bestehende Service-Portfolio passt und sich in die bestehenden Support-Strukturen einbinden lässt. Gegebenenfalls ist es erforderlich, das Design des neuen Services oder anderer, bereits bestehender Services anzupassen. Hierfür werden die abgestimmten Business-Anforderungen analysiert und in konkrete Serviceanforderungen überführt, um dann abschließend das Design der Service Solution zu erhalten.

Design der Unterstützungssysteme (supporting systems), im Besonderen das Service-Portfolio

Auch das Service Management System und die zugehörigen Tools müssen einer Betrachtung unterzogen werden, um sicherzustellen, dass diese in der Lage sind, den entsprechenden Support zu gewährleisten. Ein wichtiger Erfolgsfaktor für ein effizientes Service Management ist der Einsatz der richtigen Management-Systeme, Tools und ein hohes Maß an Automation. Im Besonderen das Service-Portfolio ist das wichtigste System zur Unterstützung der Services. Es beschreibt die Service-Erbringung aus der Sicht der Wertschöpfung für den Kunden und muss alle Service-Informationen und den Status des Services beinhalten. Das Service-Portfolio wird während der Service Design-Phase erstellt (siehe Service Catalogue Management). Das Portfolio wird gemanagt durch die Service Strategy.

Design technologischer Architekturen

Es ist sicherzustellen, dass die eingesetzten Technologien, die Infrastruktur und die Applikationen mit dem neuen oder geänderten Service vereinbar sind, sodass der Betrieb und die Wartung des neuen Services wertschöpfend möglich sind. Gegebenenfalls ist es erforderlich, bestehende Systeme und Architekturen anzupassen oder das Service Design zu überprüfen. Man spricht in diesem Zusammenhang auch von Enterprise Architecture. Es existieren einige Frameworks für die Entwicklung einer Enterprise-Architektur. Sie muss die folgenden Punkte beinhalten:

- Service Architecture
- Application Architecture
- Information Architecture
- IT Infrastructure Architecture
- Environment Architecture

Das Prozessdesign

Es ist sicherzustellen, dass das Prozessdesign sowie die damit verbundenen Rollen und Verantwortlichkeiten und Prozessfähigkeiten in der Lage sind, den neuen oder geänderten Service zu betreiben, zu unterstützen und zu warten. Gegebenenfalls ist es erforderlich, den Service oder auch die Prozesse anzupassen. Davon betroffen sind nicht nur die Service Design-Prozesse, sondern sowohl die IT-Prozesse als auch die Service Management-Prozesse insgesamt.

Design von Kennzahlensystemen

Es ist sicherzustellen, dass bestehende Messmethoden den neuen oder geänderten Service unterstützen und es erlauben, die erforderlichen Kennzahlen und Metriken zu liefern. Gegebenenfalls müssen bestehende Systeme und Messmethoden erweitert oder angepasst werden.

4.3 Die Prozesse im Service Design

Im Rahmen der Phase Service Design im ITIL v3 Lifecycle-Modell spielen folgende Prozesse eine Rolle:

- Service Catalogue Management
- Service Level Management
- Capacity Management
- Availability Management
- IT Service Continuity Management
- Information Security Management
- Supplier Management

4.3.1 Service Catalogue Management

Einleitung

Im Laufe der Jahre sind die IT-Organisationen stark gewachsen. Häufig fehlt ein klares Bild darüber, welche IT Services zurzeit angeboten werden und welche Kunden und Anwender welche IT Services nutzen. Um diese Transparenz zu schaffen, ist es notwendig, ein Service-Portfolio zu erstellen, das einen Servicekatalog beinhaltet. Dies ist ein wichtiger Schritt in der Entwicklung der IT-Organisation hin zu einer deutlichen Service-Orientierung.

Zielsetzung

Das Ziel des Service Catalogue Management ist, die Informationen des Servicekatalogs einheitlich zu verwalten. Ebenso muss sichergestellt werden, dass diese Informationen korrekt abgebildet sind und dem aktuellen Stand der bereitgestellten und im Einsatz befindlichen Services entsprechen. Darüber hinaus ist sicherzustellen, dass die Schnittstellen und Abhängigkeiten aller Services auf dem aktuellen Stand sind.

Basiskonzepte

Der Servicekatalog betrachtet zwei Aspekte:

Technischer Servicekatalog

Die Sicht auf die technische Erbringung von IT Services, die erbracht werden, mit allen Beziehungen untereinander. Der technische Servicekatalog ist nicht für den Kunden bestimmt.

Business-Servicekatalog

Sicht auf die IT Services aus Sicht des Kunden (Customer View). Der Business-Servicekatalog setzt als Fokus die unterstützten Geschäftsprozesse und dient als Serviceangebot für den Kunden.

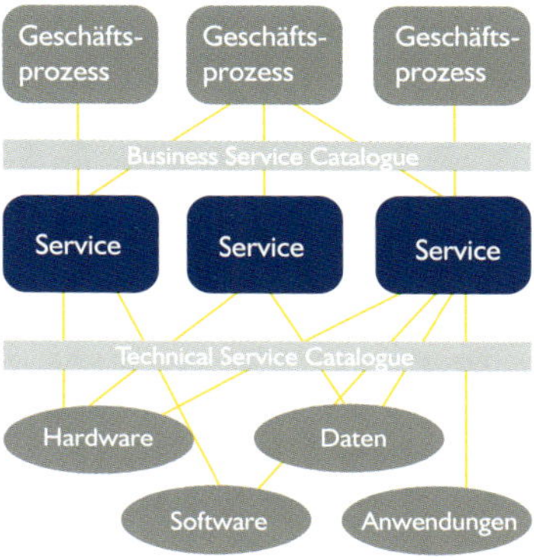

Abb.: Überblick Service Katalog und deren Einordnung

4.3.2 Service Level Management (SLM)

Einleitung

Unternehmen unterziehen sich heute einem stetigen Wandel, um den Bedürfnissen der Kunden gerecht zu werden. Die daraus entstehenden neuen Anforderungen aus den Geschäftsprozessen müssen durch die IT-Organisation in Form von IT Services gestützt und verwirklicht werden. Um Business IT Alignment zu erreichen und sicherzustellen, dass die IT-Organisation die Kundenorganisation optimal unterstützt, müssen Rahmenbedingungen geschaffen werden, die dazu führen, dass zwischen den beteiligten Parteien entsprechende Vereinbarungen getroffen und eingehalten werden.

Der Service Level Management-Prozess hält das Gleichgewicht zwischen den Anforderungen des Kunden und den Möglichkeiten der IT-Organisation. Durch eine kontinuierliche Abstimmung und Überwachung der Vereinbarungen sorgt das SLM für die Erhaltung und sukzessive Verbesserung der Servicequalität. Es ist der Prozess, der für das qualitative und quantitative Management der Services zuständig ist, die die IT-Organisation für die Kunden erbringt.

Aufgrund der organisatorischen und kulturellen Auswirkungen ist der SLM-Prozess einer der wichtigsten, aber auch komplexesten Prozesse im ITIL-Framework. Er formalisiert die Beziehungen zwischen der Kundenorganisation und der IT-Organisation und stellt damit sicher, dass sich beide Parteien (der Kunde und die IT) gemeinsam für die Ausprägung der IT Services verantwortlich fühlen. Dies ist die Basis für eine faire Kunden-Lieferanten-Beziehung, die für eine langfristige und erfolgreiche Kooperation unumgänglich ist.

Zielsetzung

Das Service Level Management verfolgt die folgenden Ziele:

- Definition, Vereinbarung, Überwachung, Messung, Review und Report der bereitgestellten IT Services zwischen der IT-Organisation und den Kunden
- Sicherstellung, dass messbare Ziele für alle IT Services entwickelt werden
- Überwachung und Verbesserung der Kundenzufriedenheit mit den IT Services
- Sicherstellung, dass die Kunden und die IT-Organisation ein klares und eindeutiges Verständnis von den bereitgestellten Services haben
- Sicherstellung, dass durch proaktive Maßnahmen die Servicequalität verbessert wird
- Erfassen, Vereinbaren und Dokumentieren von Kundenanforderungen (Service Level Requirements, SLR)
- Verfassen von Service Level Agreements mit Kunden sowie deren periodische Überprüfung
- Konzipieren und Dokumentieren von internen Vereinbarungen im Rahmen der Serviceerstellung sowie Integration von externen Partnern (siehe auch Supplier Management)

Basiskonzepte

Service Level Requirements (SLR)

In den Service Level Requirements (Serviceanforderungen) werden die Anforderungen des Kunden hinsichtlich seiner benötigten IT Services beschrieben.

Service Level Agreement (SLA)

In einem SLA sind die qualitativen und quantitativen Vereinbarungen zwischen dem Kunden und der IT-Organisation hinsichtlich der zu leistenden IT Services festgelegt. Es beschreibt die IT Services in einer kundenbezogenen Formulierung mit Sicht auf die Geschäftsprozesse. Für den Vereinbarungszeitraum gilt das SLA als Vertrag in Bezug auf die Leistungserbringung und Steuerung der IT Services. Ein SLA lässt sich grundsätzlich in einen Leistungsbereich (Inhalt und Leistungsparameter) und in einen kaufmännischen und juristischen Bereich unterteilen. SLA weisen meist eine servicebasierte (ein SLA für einen Service) oder eine kundenbasierte (ein SLA für alle Services eines Kunden) Struktur auf. Eine weitere mögliche Struktur ist die Multi-Level-

Struktur. Dabei werden in der Praxis oftmals übergeordnete Rahmenverträge verhandelt, die die grundlegenden Strukturen (kaufmännisch / juristisch) beschreiben (Corporate Level). Die darauf basierenden Serviceleistungen werden als „Leistungsscheine" beigelegt und ergänzen somit den Vertrag.

Folgende Arten von SLA definiert ITIL:
Service-based SLA:
Ein Service-based SLA deckt einen Service ab, der für jeden Kunden in identischer Form erbracht wird.

Customer-based SLA:
Ein Costumer-based SLA deckt alle Anforderungen eines Kunden oder einer Kundengruppe ab.

Multi-Level-SLA:
Ziel eines Multi-Level-SLA ist die bestmögliche Abdeckung von verschiedenen Anforderungen aus Unternehmenssicht kombiniert mit den verschiedenen bereitgestellten Services.

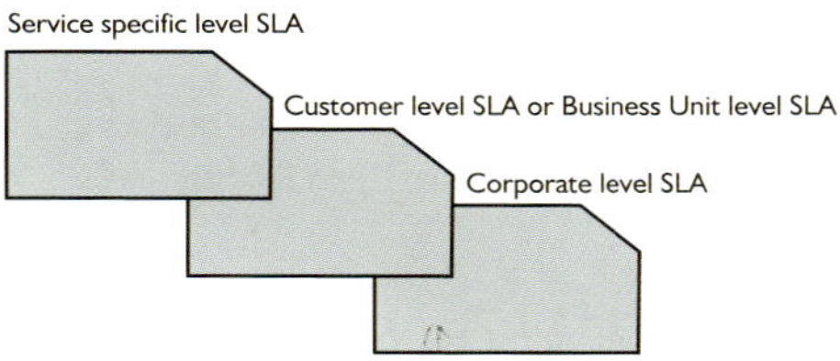

Abb.: Multi-Level

Operational Level Agreement (OLA)

Ein Operational Level Agreement ist eine nach innen gerichtete Vereinbarung zwischen den internen Fachbereichen der IT-Organisation über die Erstellung und Erbringung eines Teilservices zur Erfüllung eines SLA. Interne Vereinbarungen in Form eines Operational Level Agreement enthalten keinen juristischen Anteil.

Underpinning Contract (UC)

Ein Underpinning Contract ist eine extern gerichtete Vereinbarung mit einer dritten Partei (externer Dienstleister) über die Lieferung von definierten Services als Teilerbringung eines SLA gegenüber dem Kunden. Vergleichbar ist ein solcher Vertrag mit der externen Ausführung eines OLA. Als externe Kunden-Lieferanten-Vereinbarung handelt es sich bei einem UC immer um ein Vertragswerk mit einem rechtswirksamen Anteil.

4.3.3 Capacity Management:

Einleitung

Capacity Management ist ein Prozess, der sicherstellen soll, dass die richtige und kostenmäßig vertretbare IT-Kapazität zeitgerecht bereitgestellt wird, um die geschäftlichen Anforderungen abzudecken. Capacity Management ermittelt die geschäftlichen Anforderungen (an IT-Ressourcen), prognostiziert die Workloads und führt die Planung der IT-Ressourcen durch. Einer der wichtigsten Beiträge des Capacity Management ist ein dokumentierter Kapazitätsplan.

Zielsetzung

Ziel des Capacity Management ist die Ermittlung der benötigten, kostenmäßig vertretbaren Kapazität von IT-Ressourcen, sodass die mit dem Kunden vereinbarten Service Level zeitgerecht erfüllt werden.

Im Einzelnen setzt das Capacity Management folgenden Fokus:

- Erstellung und Pflegen eines angemessenen und aktuellen Kapazitätsplanes, der die momentanen und zukünftigen Bedürfnisse des Business widerspiegelt
- Bereitstellung von Informationen und Erstellung von Richtlinien über alle Bereiche des Business hinweg in Zusammenhang mit der IT zu leistungs- und kapazitätsabhängigen Fragen
- Zur Verfügungstellung von Informationen und Richtlinien über sämtliche Kapazitäts- und Performance Belange der IT und dem Business.

Basiskonzepte

Business Capacity Management (BCM)

Trend, Prognose, Modell, Prototyp, Größe und Dokumentation der zukünftigen Geschäftsanforderungen an die IT Services

Service Capacity Management (SCM)

Monitoring, Analyse, Tuning und Bericht über die aktuelle Service Performance, Erstellung von Mindestanforderungen und Profilen für den Gebrauch von Services und Regelung des Servicebedarfs

Component Capacity Management (CCM)

Monitoring, Analyse und Bericht über die Auslastung der verschiedenen technologischen IT-Komponenten, Erstellung von Mindestanforderungen und Profilen für den Gebrauch von Komponenten

Die Aktivitäten im Capacity Management im Überblick:

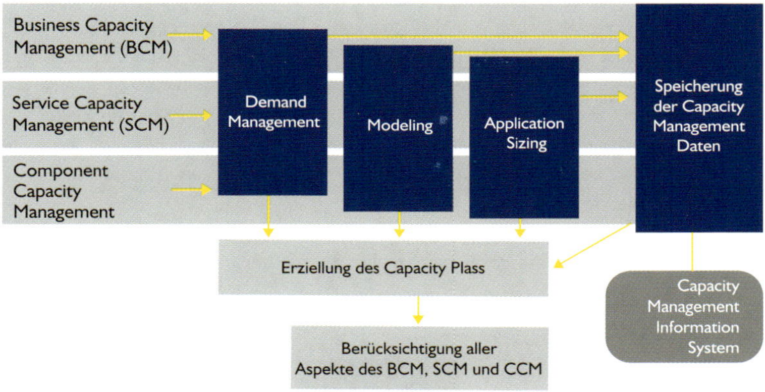

Abb.: Subprozesse und Aktivitäten

4.3.4 Availability Management

Einleitung

Für die Erbringung qualitativ hochwertiger IT Services ist die kosteneffektive Bereitstellung des in den Service Level Agreements festgelegten Verfügbarkeitsniveaus eine der Grundvoraussetzungen. Es gilt, die richtige Balance zwischen den aufzuwendenden Kosten und dem für das Business notwendigen Verfügbarkeitsniveau zu erreichen. Ein effektives Availability Management hat direkten Einfluss auf die Zufriedenheit der Kunden der IT-Organisation.

Das Availability Management betrachtet hierbei zwei Schlüsselelemente:

- Reaktive Aktivitäten: Monitoring, Messung, Analyse und Management aller Ereignisse, Störungen und Probleme, bei denen das Thema Verfügbarkeit betrachtet wird
- Proaktive Aktivitäten: Planung, Design und Verbesserung der Verfügbarkeit im Rahmen des Designs von IT Services

Zielsetzung

- Bereitstellung von Richtlinien und Anleitungen für alle Bereiche des Business sowie der IT, bei denen das Thema Verfügbarkeit eine Rolle spielt (Konzepte zur Sicherstellung bzw. Verbesserung von Verfügbarkeiten von IT-Systemen)
- Erstellung eines angemessenen und aktuellen Verfügbarkeitsplans, der die aktuellen und zukünftigen Anforderungen des Business an die Serviceverfügbarkeit abdeckt
- Sicherstellung, dass die erreichte Serviceverfügbarkeit den vereinbarten Zielen entspricht oder über diese hinausgeht
- Unterstützung bei der Diagnose und Lösung von Störungen und Problemen in Bezug auf die Verfügbarkeit
- Untersuchung der Auswirkungen von Changes auf den Verfügbarkeitsplan sowie auf die Performance und Verfügbarkeit aller Ressourcen in den Services

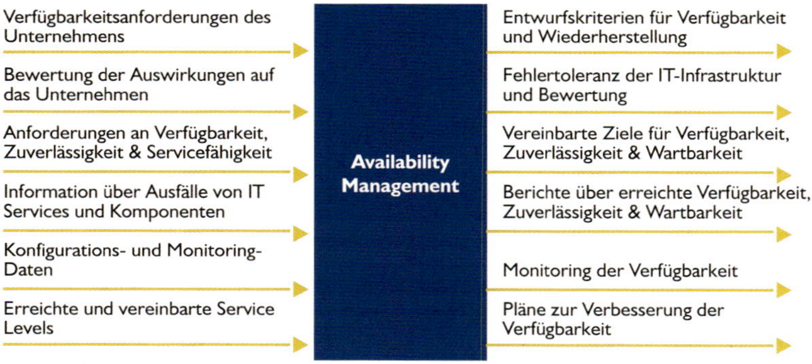

Abb.: Input - Output vom Availability Management

Basiskonzepte im Rahmen des Availability Management sind:

Availability (Verfügbarkeit)

Die Verfügbarkeit trifft eine Aussage über die Fähigkeit eines Services, einer Komponente oder eines CI, im Rahmen der vereinbarten Funktionalität zu arbeiten. In den meisten Fällen wird die Verfügbarkeit in Prozent ausgedrückt.

Serviceability (Servicefähigkeit)
Die Fähigkeit eines Drittanbieters, die Bedingungen eines Vertrags einzuhalten. Dieser Vertrag umfasst den vereinbarten Umfang der Zuverlässigkeit und die Wartbarkeit oder Verfügbarkeit eines Configuration Item.

Reliability (Zuverlässigkeit)
Die Zuverlässigkeit beschreibt die Kontinuität, mit der ein IT Service angeboten werden kann. Die Zeit zwischen zwei Ausfällen eines IT Services sagt etwas über die Zuverlässigkeit dieses Services aus.

Maintainability (Wartbarkeit)
Die Wartbarkeit trifft eine Aussage über die Aufwendungen, die notwendig sind, um den operativen Betrieb eines IT Services sicherzustellen.

Diese Punkte werden im Availability Management aus der Sicht einzelner Komponenten (Component Availability), eines IT Services und aus der übergreifenden Servicesicht (Service Availability) betrachtet.

Ein IT Service gilt für einen Kunden als nicht verfügbar, wenn die vor Ort benötigten Funktionen nicht oder nur eingeschränkt genutzt werden können. ITIL kennt nur, dass ein IT Service verfügbar oder nicht verfügbar ist. Er ist nicht verfügbar, sobald der vereinbarte Service Level nicht erreicht wird.

4.3.5 IT Service Continuity Management

Einleitung
Unternehmen sind in der heutigen wettbewerbs- und serviceorientierten Situation davon abhängig, dass ihre Services ununterbrochen zur Verfügung stehen. Da die vitalen Geschäftsprozesse in immer höherer Abhängigkeit von der IT stehen, ist eine Planung für den Katastrophenfall unerlässlich. ITSCM stellt sicher, dass ein Unternehmen in der Lage ist, im Katastrophenfall die wesentlichen Services planvoll wiederherzustellen und den Zugriff hierauf zu ermöglichen. Mit ITSCM wird ein reduzierter Kosten- und Zeitaufwand für die Wiederherstellung erreicht. Studien zeigen, dass viele Unternehmen das erste Jahr nach einem IT-Katastrophenfall nicht überleben!

Zielsetzung

- Erstellen von IT Service Continuity-Plänen, die den Business Continuity-Plan unterstützen
- Vervollständigung regelmäßiger Business Impact-Analysen, um sicherzustellen, dass alle Continuity-Pläne mit den sich ändernden Business-Anforderungen übereinstimmen
- Die ITSCM-Ziele in den unterstützten Geschäftsbereichen und IT Service-Bereichen kommunizieren und ein Bewusstsein für dieselben aufrechterhalten
- Sicherstellung, dass entsprechende Continuity- und Recovery-Mechanismen umgesetzt werden, um die vereinbarten Business Continuity-Ziele zu erreichen
- Aushandeln und Vereinbaren von notwendigen Verträgen mit Zulieferern für die notwendige Erbringung von Leistungen zur Wiederherstellung, um alle Continuity-Pläne im Zusammenhang mit dem Supplier Management zu unterstützen

Unterschiede zwischen Business Continuity Managment und ITSCM

Business Continuity Management (BCM):

- beschäftigt sich mit dem Management von Risiken
- ist auf die Kontinuität des allgemeinen Geschäftsbetriebes konzentriert
- reduziert das Risiko auf ein akzeptables Niveau
- plant die Wiederherstellung der notwendigen Geschäftsprozesse und unterstützenden Funktionen im Schadensfall

ITSCM:

- ist ein Bestandteil des BCM-Prozesses
- legt den Fokus auf die Wiederherstellung der IT Services

Nicht die technischen Wünsche und Machbarkeiten, sondern die Geschäftsanforderungen sind für das ITSCM maßgeblich. Es muss sichergestellt werden, dass ein Unternehmen zu jeder Zeit mit einem vorher festgelegten Minimum an IT Services arbeiten kann.

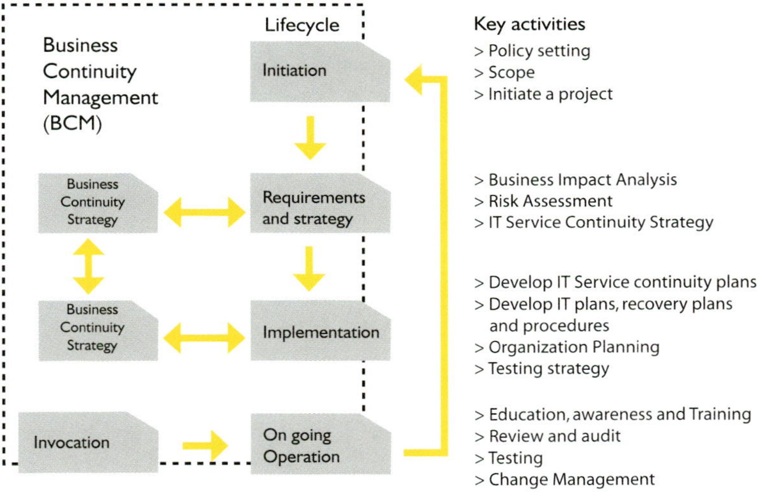

Abb.: Aktivitäten des Continuity Management

4.3.6 Supplier Management:

Einleitung

Als eigenständiger Prozess im Rahmen des Service Design hat das Supplier Management die Aufgabe, Partner (Zulieferer) mit ihren gelieferten Services zu verwalten um eine dauerhafte Qualität der gelieferten IT-Services zu erreichen.

Die Zielsetzung des Supplier Management wird wie folgt definiert

- Sicherstellen, dass Absicherungsverträge und Vereinbarungen mit Zulieferern den Anforderungen des Business entsprechen und dass diese mit den im SLM vereinbarten Zielen bezüglich SLR und SLA übereinstimmen
- Aushandeln und Vereinbaren von Verträgen mit Zulieferern und Verwaltung dieser über deren Lebensyzyklus
- Verwaltung von Kundenbeziehungen
- Bewerten von Zulieferern
- Verwalten von Richtlinien für Zulieferer und Unterstützung bei der „Supplier and Contract Database" (SCD) (Partner- und Vertragsdatenbank)

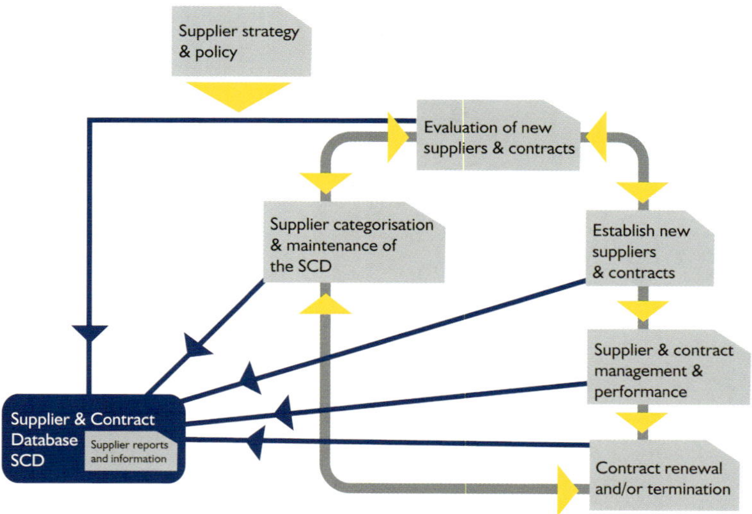

Abb.: Aktivitäten des Supplier Management

Basiskonzepte

Zentrale Aufgabe ist die Erstellung einer „Supplier and Contract Database“ (SCD) (Partner- und Vertragsdatenbank) mit der Definition von Rollen und Verantwortungen sowohl auf Seiten der IT-Organisation als auch auf Seiten der Partner. Idealerweise sollte die SCD ein Teil des globalen CMS oder SKMS sein, welches jegliche Daten und Informationen zu allen Partner sowie den erbrachten Leitungen bezüglich der Services beinhaltet.

4.3.7 Information Security Management

Einleitung

Information Security Management ist der Prozess, über den ein angemessener, definierter Grad an Sicherheit für die Informationen und IT Services erreicht werden soll. Im IT Service Management nach ITIL wird dieser Grad von den Kunden des IT Services oder von gesetzlichen Anforderungen definiert und vom Anbieter zugesichert. Damit wird dieser Grad an Sicherheit zum vereinbarten Bestandteil des Service Level Agreement.

Der dadurch angestoßene Information Security Management-Prozess hat die Aufgabe, durch kontinuierliche Planung, Implementierung und Bewertung von Sicherheitsmaßnahmen das definierte Niveau an IT-Sicherheit aufrechtzuerhalten. Sicherheitsmaßnahmen betreffen das Personal, die Organisation, die Infrastruktur und die Technologie.

Eine weitere Aufgabe ist die angemessene Reaktion auf Sicherheitsverletzungen („Security Incidents“).

Information Security Management ist sowohl eine „Managementverantwortlichkeit“ als auch eine Aufgabe aller Mitarbeiter, ihr Geschäft mit entsprechender Sensibilität bezüglich der Sicherheit zu betreiben.

Zielsetzung

Die Ziele des Security Management sind:

- Vermeidung von Sicherheitsverletzungen durch ein klares und sämtliche Abhängigkeiten berücksichtigendes Security Management
- angemessene und planvolle Reaktion auf Sicherheitsverletzungen
- Zusammenführung der Sicherheitsanforderungen und geschäftlichen Anforderungen
- Erstellung des Security-Plans u. a. zur Dokumentation der Anforderungen
- Festlegung von Toleranzen zur Abgrenzung eines vertretbaren Restrisikos
- Berücksichtigung von strategischen, taktischen und operativen Rahmenbedingungen

Der Prozess Security Management ist als ein Zyklus entsprechender Aktivitäten zu sehen:

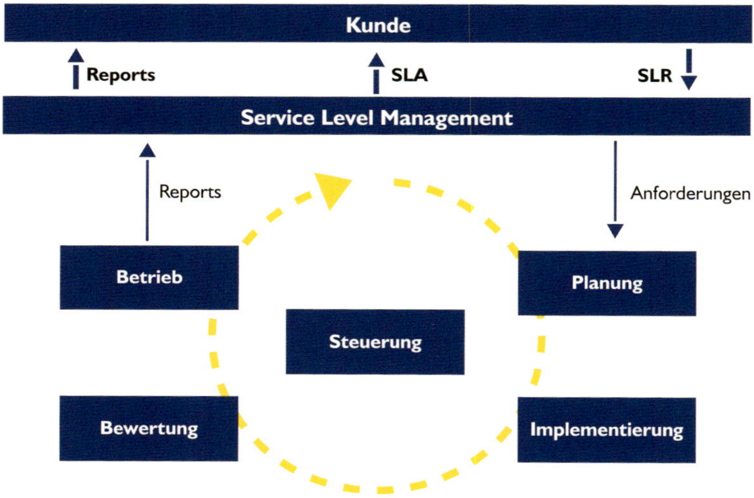

Abb.: Der Prozess Security Management

Prinzipien des Information Security Management:

- Confidentiality (Vertraulichkeit von Daten)
- Integrity (Integrität, Vollständigkeit und Richtigkeit von Daten)
- Availability (jederzeitige Verfügbarkeit von Daten)

4.4 Die Rollen im Service Design

Um schnelle und genaue Entscheidungen zu treffen und erfolgreich umzusetzen, ist es wichtig, dass die Rollen klar definiert sind:

Service Design Manager
Der Service Design Manager ist für die Koordination und Entwicklung von Qualitätslösungen für Services und Prozesse verantwortlich.

Service Catalogue Manager
Der Service Catalogue Manager ist für die Erstellung und Wartung des Service Catalogue (Servicekatalogs) zuständig.

Service Level Manager
Der Service Level Manager ist für die Einhaltung der Ziele des Service Level Management zuständig. Er muss sicherstellen, dass die gegenwärtigen und zukünftigen Anforderungen des Kunden identifiziert, verstanden und dokumentiert werden.

Availability Manager
Der Availability Manager hat die Verantwortlichkeit, dass die Ziele des Availability Management erreicht werden. Er muss ein Availability Management Information System (AMIS) als Basis für den Verfügbarkeitsplan pflegen.

IT Service Continuity Manager
Der IT Service Continuity Manager hat das Ziel, die Business Continuity zu unterstützen. Er stellt sicher, dass alle benötigten IT Services innerhalb der vereinbarten Zeiten wiederhergestellt werden.

Capacity Manager
Der Capacity Manager hat die Verantwortlichkeit, ausreichend Kapazität für existierende und zukünftige Anforderungen des Kunden zur Verfügung zu stellen. Er ist für das Erstellen des Kapazitätsplans zuständig.

Des Weiteren werden folgende Rollen im Service Design beschrieben:
- Supplier Manager
- IT Planner
- IT Designer / Architect
- Security Manager

4.5 Quick Reference Card Service Design

ITILv3 Quick Reference Card — **Service Design (SD)**

Ziele und Inhalte

- Entwurf von neuen oder geänderten Services für ihre Einführung in die Life-Umgebung.
- Service Design definiert und designed Services und Service Assets (Policies, Architekturen, und Portfolio) auf Basis der strategischen Ziele und Business Requirements.
- Ermittlung der Kundenanforderung und Übersetzung in Service und Service Management Lösungen.

Prozesse

- Service Level Management
- Service Catalogue Management
- Capacity Management
- Availability Management
- Service Continuity Management
- Information Security Management
- Supplier Management

Zentrale Rollen

- Service Design Manager
- Service Catalogue Manager
- Service Level Manager
- Availability Manager
- Security Manager
- …

Basiskonzepte & Grundprinzipien

- Service Portfolio Design
- Identifying SLRs
- Business Service Management
- Organizing for Service Design
- Business Impact Analysis
- Risk Analysis of Services and Processes
- Sourcing Models

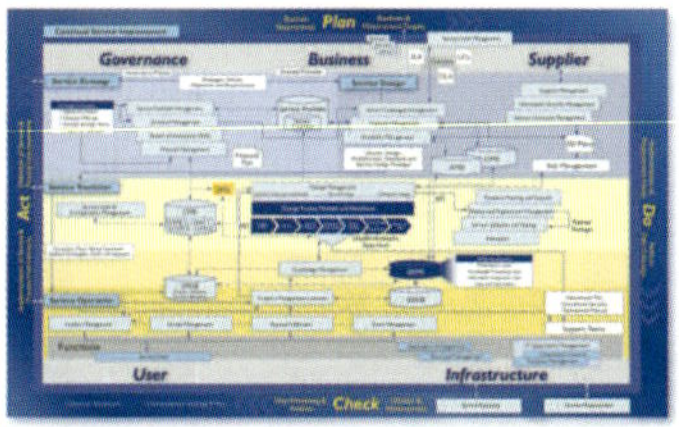

Funktionen

–

Benefits

- Reduzierung der Total Cost of Ownership (TCO)
- Verbesserung der „Service Konsistenz“
- Einfachere Implementierung von neuen oder geänderten Services
- Optimierung des „Service Alignments“
- Gesteigerte Effektivität in der Leistungsfähigkeit (Anforderungserfüllung)
- Verbesserung im Zusammenspiel mit IT Governance

5 Service Transition

5.1 Einführung in Service Transition

Service Transition stellt Guidelines für die Entwicklung, Verbesserung und qualifizierte Übergabe von neuen oder geänderten Services im operativen Betrieb zur Verfügung. Die Ausrichtung der Phase Service Transition gibt klare Anhaltspunkte dazu, wie die Anforderungen aus Service Strategy und Service Design in den operativen Betrieb, der in der Service Operation beschrieben wird, zu überführen sind. Service Transition verbindet Best Practices aus den Gebieten Release Management, Programme Management und Risk Management und platziert diese in einen praktischen Gesamtzusammenhang im Umfeld des IT Service Management. Es werden Standards und Vorgehensweisen für die effektive Behandlung und das Managen von neuen oder zu ändernden Services und deren Einführung in den Betrieb definiert.

Durch die Anwendung der Best Practice-Ansätze aus der Phase Service Transition können grundlegende Verbesserungen für Services, aber auch für das Service Management in seiner organisatorischen Ausgestaltung erzielt werden.

Service Transition ist als eine eigenständige Phase des Service Lifecycle zu verstehen, aber dies sollte nicht zu der Annahme führen, dass diese Phase als eine eigenständige Phase auch im Gesamtkontext der Servicebetrachtung funktioniert. Es gibt zentrale Prozess-Inputs aus vorgelagerten Phasen wie Service Design, aber auch strategische Grundausrichtungen und Definitionen der Service Strategy, ohne die die Phase Service Transition ihren Beitrag zur Wertschöpfung für den Kunden nicht effektiv leisten könnte.

Die wesentlichen Zielsetzungen aus der Service Transition sind:

- Geordnete Überführung neuer oder geänderter Services in den operativen Betrieb ohne negative Impacts auf die Geschäftsprozesse.
- Planung und Managen der Ressourcen, die notwendig sind, um die neuen oder geänderten Services erfolgreich zu implementieren.
- Definition und Bereitstellung der Release- und Kommunikationspläne.
- Vorbereitung und Durchführung entsprechender Tests.
- Durchführung der Betriebsübergabe und Bereitstellung eines „Early Life Supports".
- Definition und Anwendung grundlegender Qualitätssicherungs- und Validierungsmaßnahmen.

- Bereitstellung notwendiger Informationen über die Services bzw. Servicestrukturen für den operativen Betrieb.
- Management der Organisation und des kulturellen Wandels während des Überganges.
- Das Service Knowledge Management System im Rahmen der Unterstützung der lernenden Organisation zur Verfügung stellen.
- Integration der Projekte in den Betriebsübergang auf Basis ganzheitlicher Prozesse.
- Steigerung der Kunden- und Mitarbeiterzufriedenheit durch die Einführung und Nutzung der Service Transition Practices.

Im Rahmen der Service Transition erfolgt das Management von Change, Risiko und Qualitätssicherung, die übergreifende Anwendung von neu entwickelten Change-, Configuration-, Release- und Deployment-Prozessen mit der Sicherstellung einer zielgerichteten Betriebsüberführung. Des Weiteren werden die Bewertung und Risikoeinschätzung des Designs auf Basis des Service Design Packages, die validierte Betriebsübergabe sowie die Bewertung der ersten Betriebsphase und der Anlauf-Support (Go/No-Go) durchgeführt.

5.2 Die Prozesse und Rollen in der Phase Service Transition

Unten stehende Prozesse sind in der Phase Service Transition angesiedelt. Man unterscheidet hierbei zwischen Prozessen, die den gesamten Service Lifecycle übergreifend betreffen und unterstützen, und Prozessen, die ausschließlich im Rahmen der Transition-Phase Anwendung finden.

Prozesse, die den gesamten Service Lifecycle unterstützen:
- Change Management
- Service Asset and Configuration Management
- Knowledge Management

Prozesse, die stark fokussiert die Transition-Phasen unterstützen:
- Transition Planning und Support
- Release and Deployment Management
- Service Validation und Testing
- Evaluation

Die Phase Service Transition beinhaltet neben den Management- und den Koordinationsaufgaben für die Prozesse entsprechende Systeme und Funktionen, um Aktivitäten wie Package, Build, Test und Deployment eines Release auf Basis der Kunden- und Stakeholderanforderungen überhaupt möglich zu machen.

Aus Sicht der Kunden ergeben sich zentrale Benefits durch den Einsatz der Phase Service Transition in den Bereichen Flexibilität, Qualität, Wirtschaftlichkeit und Effizienz des IT Service Providers, was in der Summe zu einer zügigeren Betriebsüberführung sorgt und zu einer damit verbundenen verbesserten Betriebsstabilität führt.

Service Transition ist eine der drei Hauptphasen im Tagesbetrieb von IT Services und bildet die zentrale Schnittstelle zwischen Service Design und Service Operation.

Aus Sicht der Business Benefits ergeben sich folgende zentrale Punkte, die sich als positive Effekte herausstellen, wenn diese Service Lifecycle-Phase mit ihren Prozessen implementiert wird:

- Möglichkeit, sich schneller auf neue Anforderungen und Marktentwicklungen einzustellen, und damit kürzere Time-to-Market-Zeiten für neue Produkte und Geschäftsprozesse
- Besseres „Übergangsmanagement" bei Mergers, Acquisitions und Service-Transfer
- Steigerung der Erfolgsrate bei Änderungen und Releases für das Business
- Bessere Vorhersage von Service Levels und „Warranties" für neue oder geänderte Services
- Einhaltung der Compliance bezüglich der Anforderungen der Governance und des Business
- Flexibles Reagieren auf Variationen in den Ressourcen und Budgetplänen
- Produktivitätssteigerung des einzubindenden Personals des Business bzw. der Kunden (bessere Planung)
- Flexibles Reagieren auf sich ändernde Rahmenbedingungen
- Besseres Verständnis und Managen des Level of Risk

Im Folgenden sind die einzelnen Prozesse im Rahmen der Service Transition-Phase näher beschrieben.

5.2.1 Change Management

Einleitung

Die IT ist ein kritischer Erfolgsfaktor für das Kerngeschäft der Unternehmen. Studien zeigen, dass ein großer Anteil der im Betrieb auftretenden Störungen durch nicht autorisierte Änderungen herbeigeführt wurde. Durch sich ständig ändernde

Geschäftsanforderungen, verbunden mit dem Anspruch höchster Zuverlässigkeit und Qualität bezüglich der IT Services, bedarf es einer genauen Regelung und genauer Verfahren, die die Beurteilung und Einführung von Changes in den operativen Betrieb umfänglich und mit minimalem Risiko sicherstellen. Change Management beinhaltet die Betrachtung und Durchführung von Änderungen an Service Assets und Configuration Items über den gesamten Service Lifecycle.

Zielsetzung

Das Ziel des Change Management ist sicherzustellen, dass Änderungen in einer kontrollierten Weise registriert, bewertet, autorisiert, priorisiert, geplant, geprüft, durchgeführt, dokumentiert und nachgeprüft werden.

Dies muss durch die Verwendung standardisierter Methoden und Verfahren umgesetzt werden, um Änderungen schnell, effizient und autorisiert durchzuführen. Alle Änderungen zu Service Assets oder Configuration Items müssen registriert werden. Die Reduzierung von Incidents und Nacharbeiten sind wesentliche Benefits, die durch ein strukturiertes Change Management erreicht werden können.

Basiskonzepte

Service Change

Unter Service Change versteht man das Hinzufügen, Verändern oder Entfernen von autorisierten, geplanten oder supporteten Services oder Servicekomponenten und der dazugehörigen Dokumentationen mit dem Fokus auf Service Assets und Configuration Items.

Die sieben R des Change Assessment

Auf den nachfolgenden Kriterien baut das Change Assessment innerhalb des Change Management-Prozesses auf. Es ist wichtig, dass diese Punkte bei der prozessualen Abarbeitung von Changes berücksichtigt werden.

- Who RAISED the Change?
- What is the REASON for the Change?
- What is the RETURN (Financial Benefit) required from the change?
- What are the RISKS involved in the Change?
- What RESOURCES are required to deliver the Change?
- Who is RESPONSIBLE for build, test and implementation of the Change?
- What is the RELATIONSHIP between this change and other changes?

Change-Kategorien und -Risikoanalyse

Für die zielgerichtete Bewertung und Analyse von Request for Changes (RfC) werden Change-Kategorien und -Risikostufen gebildet, die in Form von Tabellen und Klassifizierungsmetriken als Unterstützungsinstrumente im Change Management-Prozess Anwendung finden. Diese Kategorisierung von Changes soll dabei helfen, das richtige Maß an Bürokratie auf das Risiko-Management von Changes anzuwenden. Bei kleinen Changes bedarf es nur kurzen Schritten der Risikoanalyse und des Risiko-Managements. Bei großen Changes ist ein größerer Aufwand zur Absicherung angebracht.

Die Priorität eines Change wird anhand der Kombination von Auswirkung (Impact) und Dringlichkeit (Urgency) bestimmt und liefert ein Indiz dafür, mit welcher Geschwindigkeit und Gewichtung ein bestimmter Change durchzuführen ist.

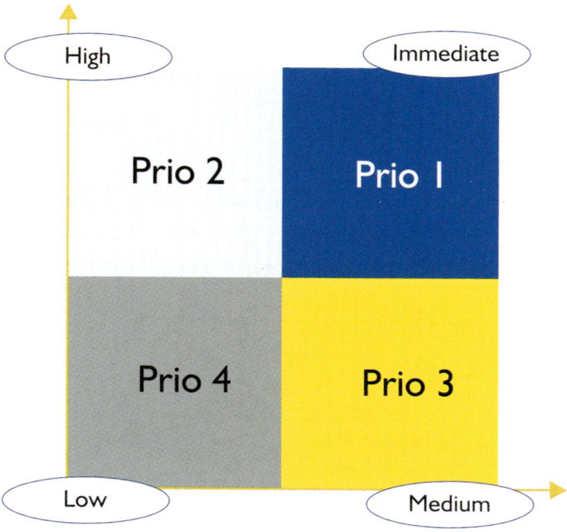

Impact / Urgency

Risikostufen oder Risikoklassen ermöglichen es, eine weiterführende Bewertung und Beurteilung von Changes hinsichtlich des Impact auf den IT Service vorzunehmen. Die folgende Abbildung zeigt beispielhaft eine Change Impact and Risk Categorization-Matrix.

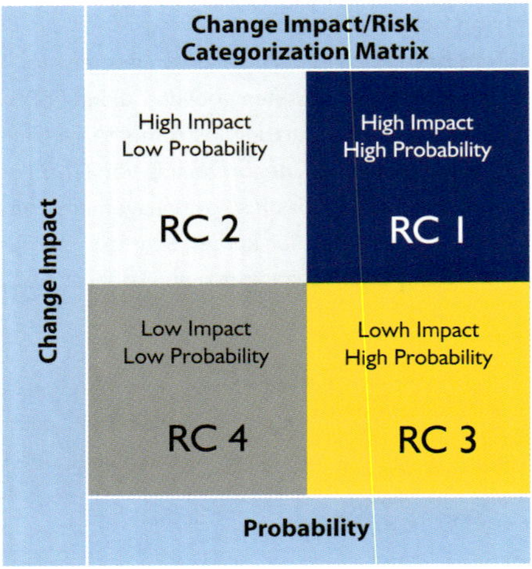

Abb.: Priorität und Risk Categorization Matrix

Der Prozess des Change Management

Der Change Management-Prozess aus Sicht eines High-Level-Ansatzes beinhaltet die in der Grafik dargestellten Hauptaktivitäten, die je nach Change-Typ (Standard Change, Normal Change oder Emergency Change) in unterschiedlicher Ausprägung durchzuführen sind.

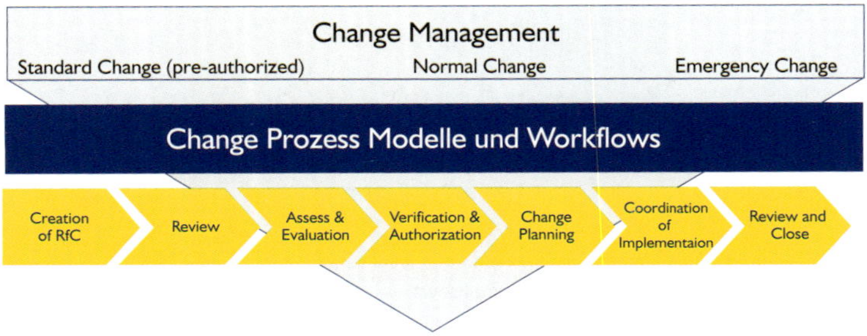

Abb.: Prozess Change Management

Als zentraler Prozess-Input ist Request for Change (RfC) zu sehen. Der RfC wird von einem Change Requester verfasst und im Rahmen des Change Management dokumentiert und auf Vollständigkeit überprüft. Auf Basis weiterführender Evaluierungs- und Verifikationsaktivitäten erfolgt die Genehmigung bzw. Autorisierung des Change gemäß Freigaberichtlinien als eine Hauptaufgabe des Prozesses. Je nach Change-Klassifizierung bzw. -Kategorisierung und der damit verbundenen Priorität erfolgt die Genehmigung im Change Advisory Board (CAB) oder in Emergency-Fällen sogar durch das ECAB (Emergency CAB).

Ein zentrales Dokument im Rahmen des Change Management stellt der Change Schedule dar. Hierbei handelt es sich um einen Änderungskalender, in dem alle Changes zur besseren zeitlichen Koordination vermerkt sind.

Standard Change

Standardisierbare Änderungen, die häufig auftreten, ein geringes Risiko aufweisen und deren Auswirkungen definiert sind, können in einem vom Change Manager vorab freigegebenen Katalog beschrieben werden. Diese Änderungen werden nach einem vereinfachten Prozessablauf durchgeführt und weisen feste Rahmenbedingungen auf. Standard Changes sind praktisch vorab genehmigt, sofern sie in der vorgegebenen Prozedur durchgeführt werden.

Normal Change

Hierbei handelt es sich um Änderungen, die in der Regel eine gewisse Dringlichkeit und eine entsprechende Komplexität aufweisen. Zur Durchführung solcher Changes bedarf es einer übergreifenden Koordination und damit verbunden, auf Basis der Klassifizierung und Kategorisierung, einer entsprechenden Freigabeprozedur mit eventueller Einbindung des CAB und des IT-Management.

Emergency Change

Sollten Änderungen kurzfristig und mit höchster Dringlichkeit notwendig werden, muss ein Emergency Change durchgeführt werden. Dies ist regelmäßig der Fall, wenn eine gravierende Störung aufgetreten ist, die sich auf einen Service-Verlust oder schwerwiegende Nutzbarkeitsprobleme für eine große Anzahl von Nutzern bezieht. Die Durchführung dieser Change-Typen erfolgt auf Basis klarer und kurzer Prozessstufen verbunden mit hoher Managementbeachtung.

Auf Basis der Change-Implementierung, bei der die Verantwortung des Change Management vordergründig in der Koordinierung liegt, erfolgt abschließend das Post Implementation Review (PIR).

Notwendige Rollen im Kurzüberblick

Im Rahmen des Change Management nach ITIL v3 spricht man von Change Authority für die Genehmigung und Freigabe der Changes, was folgende konkrete Bedeutung hat:

- Eine formelle Autorität, Changes zu genehmigen.
- Kann einer Person oder einer Gruppe von Personen als Rolle zugewiesen werden.
- Changes mit steigendem Risiko oder steigender Komplexität werden häufig auch einer „Higher-Level Authority" zugewiesen.

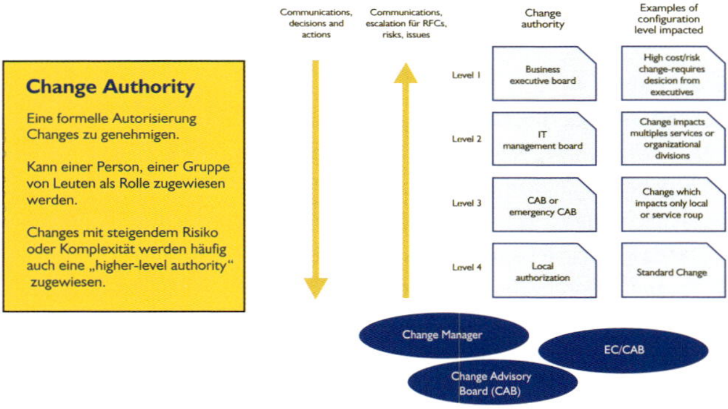

Abb.: Rollen im Change Management

Für die Durchführung der Prozesse im Change Management sind folgende Rollen definiert:

Change Manager

Der Change Manager ist für den täglichen Betrieb und die Einhaltung des Change Management-Prozesses verantwortlich. Dazu zählt unter anderem die Sicherstellung, dass der Prozess und die Prozessaktivitäten überwacht werden und dass, falls dies zur Verbesserung des Services erforderlich ist, Verbesserungen/Aktualisierungen vorgenommen werden. Regelmäßige Reviews des Change Management-Prozesses, regelmäßiges und präzises Reporting an das IT-Management und den Vorsitz sowie die Zusammensetzung und Koordination der CAB- und ECAB-Meetings gehören ebenfalls zu seinem Aufgabenbereich. Im Rahmen der Change Authority kann er die Kompetenz erhalten, Changes zu autorisieren.

Change Advisory Board (CAB)

Das Change Advisory Board ist das Gremium, das den Change Manager bei der Genehmigung der Changes einer hohen Kategorie (Significant; Major) unterstützt. Der Change Manager hat den Vorsitz des CAB, lädt ein und moderiert die Sitzung. Die Zusammensetzung des Boards kann sich von Sitzung zu Sitzung aufgrund der anliegenden Changes unterscheiden.

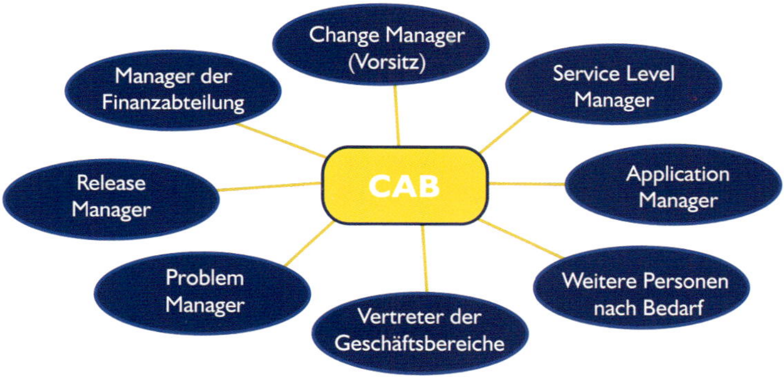

Abb.: Beispielhafte Zusammensetzung des Change Advisory Board

Emergency Change Advisory Board (ECAB)

Das Emergency Change Advisory Board (ECAB) ist ein Änderungsbeirat, der sicherstellt, dass kurzfristig notwendige Entscheidungen (z. B. in einem Notfall) bezogen auf vorgeschlagene Änderungen getroffen und umgesetzt werden können. Ziel ist es, die Kontrolle über Änderungen auch in Notfall- oder sonstigen nicht geplanten Situationen aufrechtzuerhalten und auch hier die negativen Auswirkungen von Notfalländerungen auf den produktiven Betrieb so gering wie möglich zu halten. Das ECAB wird z. B. in Form einer ad hoc einberufenen Telefonkonferenz abgehalten. Für die Initiierung und die richtige Zusammensetzung des ECAB ist der Change Manager verantwortlich.

Die zentrale Schnittstelle zum Service Asset and Configuration Management

Das Change Management in seiner zentralen Verantwortung für alle Changes innerhalb der IT-Infrastruktur autorisiert, plant, steuert und kontrolliert die Durchführung von Change-Maßnahmen. Es bedient sich dazu einerseits intensiv des aktuellen Informationsgehalts des CMS (Configuration Management System), veranlasst andererseits aber auch die erforderlichen Änderungen, die durch das Service Asset and Configuration Management entsprechend nachgehalten werden müssen.

Folgende Abbildung zeigt das Zusammenspiel zwischen dem Change Management und dem Service Asset and Configuration Management:

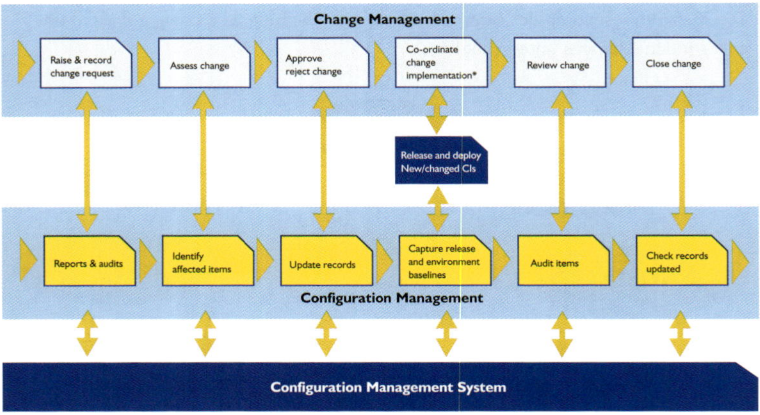

Abb.: Zusammenspiel zwischen Change Management und Service Asset und Configuration Management

Die Zusammenarbeit zwischen dem Service Asset and Configuration Management und dem Change Management ist daher sehr intensiv und ausgeprägt.

Integration des Change Management in den Gesamtkontext des Service Lifecycle: Change Management gehört zu den Prozessen, die den gesamten Service Lifecycle unterstützen. Die Aktivitäten finden somit nicht nur fokussiert in einer Phase Anwendung, sondern haben ihre Relevanz und Informationsschnittstellen auch in anderen Service Lifecycle-Phasen wie Service Design und Service Operation.

Da man in ITIL v3 die Change-Aktivitäten auf strategischer, taktischer und operativer Ebene sieht und definiert, findet man diesbezüglich auch die Verbindungen u. a. zum Service-Portfolio, aber auch zur Betrachtung der Supplier, wie folgende Abbildung zeigt:

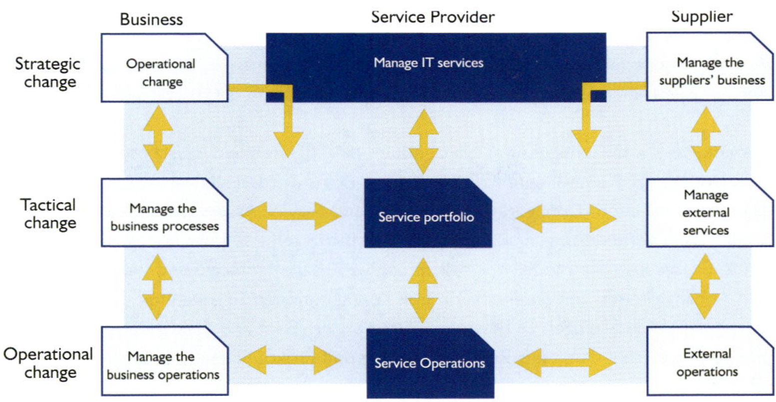

Abb.: Change Management – Übersicht zum Thema Scope

Benefits

Folgender Nutzen und damit verbundene Vorteile können für das Change Management im Gesamtkontext der Service- und Phasenorientierung genannt werden:

Geringere Zahl fehlerhafter Changes.
- Bessere Kommunikation mit Kunden.
- Weniger Betriebsunterbrechungen durch sinnvolle Zusammenfassung von Changes.
- Wertvolle Managementinformation und damit auch grundlegende hochwertige Informationen über die Servicequalität.
- Höhere Produktivität der Kunden und IT-Mitarbeiter.

5.2.2 Service Asset and Configuration Management (SACM)

Einleitung:
Die komplexe Abbildung der Geschäftsprozesse durch die IT macht es inzwischen zur Herausforderung, einen einheitlichen Überblick über die zentralen IT-Komponenten (Hardware, Software und Dokumente) und IT Services zu erlangen. Das Wissen um die genaue Zusammensetzung und die Abhängigkeiten der IT-Komponenten ist zu einem wichtigen Erfolgsfaktor für die zuverlässige Erbringung von IT Services geworden.

Insbesondere Informationen über funktionelle Abhängigkeiten, um im Falle eines Ausfalls Seiteneffekte und Kettenreaktionen schnell erkennen zu können, sowie die genaue Zusammensetzung der IT-Vermögenswerte müssen dargestellt werden.

Service Asset and Configuration Management (SACM) stellt ein logisches Modell der verwendeten IT-Komponenten zur Verfügung. Dazu werden alle verwendeten Konfigurationseinheiten (Configuration Items, CI) und Service Assets identifiziert, kontrolliert, bei Veränderungen aktualisiert und in Bezug auf ihre jeweilige Version überprüft. Dieses logische Modell ermöglicht es, die Zusammenhänge und wechselseitigen Abhängigkeiten von unterschiedlichen Konfigurationen zu erkennen und in Bezug auf Veränderungen zu bewerten. Das Service Asset and Configuration Management trägt damit zur Risikobeurteilung und Risikominimierung bei.
Zielsetzung:

Das Ziel von SACM ist es, ein logisches Modell der IT-Infrastruktur, der damit zusammenhängenden IT Services und der unterschiedlichen IT-Komponenten (physikalisch, logisch etc.) bereitzustellen und zu pflegen.

Aus dieser übergeordneten Zielsetzung lassen sich folgende Teilziele ableiten:

- Definition und Steuerung der Bestandteile eines IT Services und der dazugehörigen Infrastruktur and Pflege der aktuellen Konfigurationsdaten.
- Einhaltung der Anforderung der Corporate Governance, die Asset-Basis zu steuern, die Kosten zu optimieren und Änderungen bzw. Releases effektiv zu managen sowie Incidents und Problems schneller zu lösen.
- Vollständiges „Lifecycle Management" der IT-Komponenten und der Service Assets.

Hiermit wird ein Configuration Management System bereitgestellt, das neben den Configuration Items und deren Relationen auch eine erweiterte Sicht auf Daten wie Incidents, Problems, Known Errors und Changes zur Verfügung stellt.

Im CMS (Configuration Management System) werden logische und physikalische Beziehungen zwischen Service Assets und Configuration Items dargestellt.

Folgende Grunddefinitionen sollen an dieser Stelle gegeben und anhand des IT Service-Baums verdeutlicht werden:

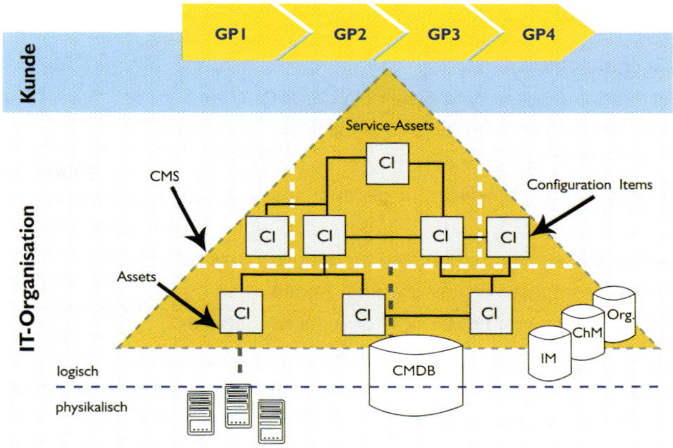

Abb.: SACM - Begriffsabgrenzung

Service Asset

Fähigkeiten und Ressourcen eines IT-Dienstleisters, die direkten Einfluss auf die Wertschöpfung der Customer Assets haben und damit die Performance der Customer Assets und Organisation des Business wertbringend beeinflussen.

Configuration Item (CI)

Ein CI ist eine in sich geschlossene logische Konfigurationseinheit, die einen signifikanten Bestandteil der IT-Infrastruktur und IT-Organisation abbildet und dem Managen und der Steuerung der Bereitstellung von IT Services dient. Darunter fallen Hardware- und Softwarekomponenten, aber auch Vertrags- und Betriebsdokumente sowie Service Lifecycle CI und Service CI.

Asset

(Materieller oder immaterieller) Vermögenswert im Unternehmen (z. B. PC, Drukker, Software, Daten etc.). Service Assets stellen einen besonderen Typ von Assets dar und können einer der folgenden Kategorien angehören:
Management, Organization, Process, Knowledge, People, Information, Applications, Infrastructure und Financial Capital.

Configuration Management System

Das Configuration Management System (CMS) beinhaltet alle Informationen über CI bezüglich des definierten Scope. Im CMS werden die Relationen zwischen den Servicekomponenten und den Incidents, Problems, Known Errors oder Changes gepflegt.

Basiskonzepte

Das Configuration Model

Das Configuration Management liefert ein Modell zu den Services, Assets und der Infrastruktur durch die Definition und Abbildung von Beziehungen zwischen Configuration Items. Dies hat für andere Prozesse, besonders im Rahmen des Support, einen entsprechenden Mehrwert für die dort notwendigen Aktivitäten.

Folgende Beispiele stellen den Nutzen für andere Prozesse dar:

- Bewertung des Impact von anstehenden Änderungen
- Planung und Design von neuen oder geänderten Services
- Planung von Erneuerungen / Austausch von Technologie
- Planung von Release- und Deployment-Paketen für unterschiedliche Standorte
- etc.

Definitive Media Library (DML)

Ein oder mehrere Standorte, an dem die endgültigen und genehmigten Versionen aller Software Configuration Items sicher gespeichert sind. Die DML kann darüber hinaus zugehörige CI wie Lizenzen und Dokumentationen beinhalten. Die DML ist als einzelner logischer Speicherbereich definiert, auch wenn sie in verschiedene Speicherorte aufgeteilt ist. Die gesamte Software in der DML untersteht der Steuerung des Change und Release Management und wird im Configuration Management System erfasst. Für ein Release ist ausschließlich der Einsatz von Software aus der DML akzeptabel.

Die Definitive Media Library ist die Zusammenführung der Definitive Software Library (DSL) und des Definitive Hardware Store (DHS) aus ITIL v2. Den Definitive Hardware Store gibt es so in seiner ursprünglichen Ausrichtung nicht mehr. Es wurde hier nun der Fokus stark auf die Softwarekomponenten gelegt.

DML and CMDB

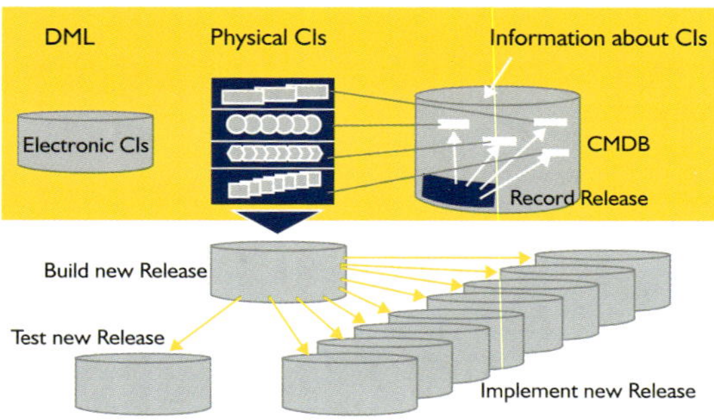

Abb.: Configuration Management Database und DML

Configuration Management System (CMS)

CMS ist eine übergreifende Systemdimension (ein logisches Datenmodell), die die physikalischen CMDB und DML beinhaltet und eine weiterführende Sicht auf die Daten liefert, die alle anderen ITSM-Prozesse benötigen.

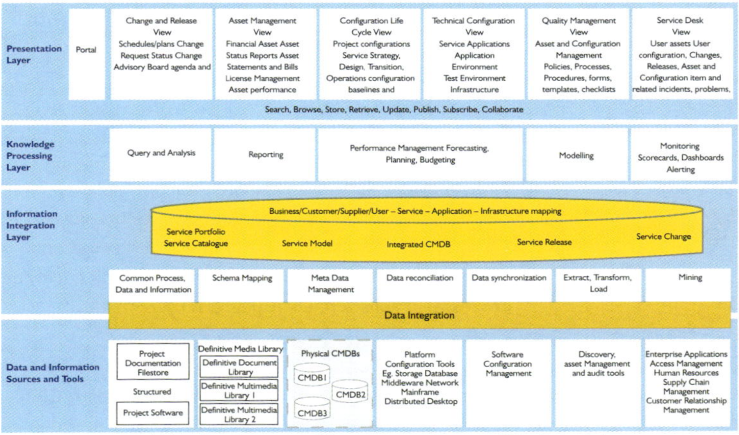

Abb.: Configuration Management System [2] - Beispiel

Das Configuration Management System (CMS) beinhaltet alle Informationen für CI bezüglich des definierten Scope. CMS wird für die Erfüllung vieler Zwecke genutzt, die auch im Bereich des Financial Asset Management, des Einkaufs etc. liegen. Im CMS werden die Relationen zwischen den Servicekomponenten und den Incidents, Problems, Known Errors oder Changes gepflegt.

Prozess und Hauptaktivitäten von SACM

Der Configuration Management-Prozess aus Sicht eines High-Level-Ansatzes beinhaltet die in der Grafik dargestellten Hauptaktivitäten, die sich auf die Bausteine Modification, Information and Reporting und Verification and Auditing fokussieren.

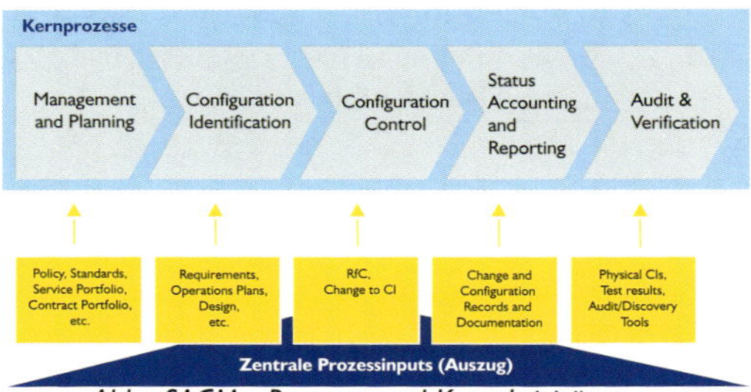

Abb.: SACM - Prozesse und Kernaktivitäten

Die zuvor genannten drei Bausteine sind aus Sicht des operativen Betriebes die wesentlichen Prozesse, die eine qualitäts- und aufwandsgerechte Pflege der CMS/CI-Daten ausmachen.

Ein Gesamtüberblick über die Prozesse und deren Hauptaktivitäten lässt sich der folgenden Tabelle entnehmen:

Prozessaktivitäten	Kurzbeschreibung
Management and Planning	Festlegung der Strategie, von Grundsätzen (Policies) und Zielsetzungen für den Prozess. Analyse der bereits vorhandenen Informationen, Auswahl der Werkzeuge und Ressourcen, Einrichtung von Schnittpunkten mit anderen Prozessen, Projekten, Dienstleistern usw.
Configuration Identification, Configuration Control	Identifizierung der Configuration Items und deren Relationen zueinander für die Datenintegration in dem CMS. Speicherung aktueller und historischer Daten über den Status eines CI im Laufe seines Lebenszyklus. Sicherstellung, dass der Inhalt des CMS stets auf dem neuesten Stand ist, indem lediglich zugelassene und identifizierte CI eingesetzt, erfasst und überwacht werden.
Status Accounting and Reporting	Für den Statusnachweis werden alle Veränderungen an den CI festgehalten, automatisch eine entsprechende Historie gepflegt und Informationen darüber bereitgestellt oder abrufbar gehalten.
Verification and Audit	Die Verifizierung der Daten in dem CMS erfolgt mithilfe von Audits der IT-Infrastruktur. Dabei wird geprüft, ob die erfassten CI (noch) existieren und ob die eingetragenen Daten korrekt sind.

Notwendige Rollen im Kurzüberblick

Rolle	Aufgaben (Kurzüberblick)
Service Asset Manager	Management und Steuerung aller Aktivitäten und Prozesse, die die Service Assets u. a. aus strategischer Sicht betreffen.
Configuration Manager	Management und Steuerung der operativen Prozessausführung gemäß Configuration Management Plan.
Configuration Analyst	Durchführung von Analysen im Zusammenhang mit Changes auf struktureller Basis und Unterstützung bei Prozessdesign und Tool-Umsetzung bzw. -Weiterentwicklung.
Configuration Administrator / Librarian	Aufbau, Weiterentwicklung und Betrieb des CMS und der DML, Customizing von Stammdaten und Strukturparametern, Datenarchivierung.
CMS / Tool-Administrator	Evaluierung von CMS-Tools, Bewertung und Aufbereitung von Entscheidungsvorlagen, zuständig für das Monitoring hinsichtlich Performance und Kapazität.

Als organisatorische Rolle gibt es im Bereich des SACM das Configuration Control Board. Das Configuration Control Board ist notwendig, um sicherzustellen, dass die übergreifenden Policies, Anforderungen und Ausrichtungen des Configuration Management im Rahmen des Service Lifecycle aufgesetzt und ausgeführt werden und alle Aspekte eines kompletten Services abgedeckt werden.

Eine Zusammenlegung mit organisatorischen Rollen im Change Management ist allerdings möglich.

Integration des Service Asset and Configuration Management in den Gesamtkontext des Service Lifecycle

Service Asset and Configuration Management gehört zu den Prozessen, die den gesamten Service Lifecycle unterstützen. Die Aktivitäten finden somit nicht nur fokussiert in der Phase Service Transition Anwendung, sondern haben ihre Relevanz und Informationsschnittstellen auch in anderen Service Lifecycle-Phasen wie Service Design und Service Operation. Das Configuration Management mit seinem CMS dient sämtlichen Prozessen innerhalb der Service Lifecycle-Phasen als primäre Informationsquelle. Auch dieser Prozess setzt auf verschiedenen Ebenen auf und findet somit einen aktiven Einsatz nicht nur auf operativer Ebene zur Verwaltung von Infrastrukturelementen (internal, external CI), sondern hat auch eine Verlinkung zur strategischen Ebene und zum Service Design und unterstützt die Abbildung zentraler Elemente und Sichtweisen. Hier werden z. B. auch Service Lifecycle CI (Business Case, Service Management Plan etc.) oder Service CI (Service Model, Service Package etc.) unter Berücksichtigung des Service-Portfolios mit in den Betrachtungsfokus integriert.

Wichtig ist, dass das im Rahmen des Service Asset and Configuration Management aufgebaute CMS nicht die Ersatzquelle für sämtliche Dokumentationen in der IT-Organisation ist. Die Daten im CMS konzentrieren sich auf die Informationen, die im Rahmen des Service Management benötigt werden.

Benefits von SACM:

Folgender Nutzen und damit verbundene Vorteile können für das Service Asset and Configuration Management im Gesamtkontext der Service- und Phasenorientierung genannt werden:

- Verbessertes Asset Management und ganzheitliche Betrachtung der Service Assets im Rahmen des Service Lifecycle Management.
- Geringeres Fehlerrisiko durch Changes, da auf eine klare und eindeutige Struktur der Services und der Infrastruktur zurückgegriffen werden kann.
- Effektivere Unterstützung der Anwender im Rahmen der Störungsbehandlung im Incident Management und Ursachenanalyse im Bereich des Problem Management.
- Erhöhte Sicherheit vor böswilligen Changes.
- Einfachere Erfüllung gesetzlicher Verpflichtungen und damit Anforderungsabdekkung der Corporate Governance.
- Unterstützung des Budgetierungsprozesses.
- Basis für Service Level Management und Service Catalogue Management für den Aufbau und die Verhandlung von Services, Service-Modulen etc.

5.2.3 Transition Planning and Support

Einführung

Wo die Häufigkeit und Komplexität von Änderungen an konkreten Komponenten zunimmt, ist eine übergreifende Planung und ein übergreifender Support für ein strukturiertes Änderungs- und Release Management notwendig. Die geordnete Vorbereitung und Durchführung einer Betriebsübergabe muss zur Steigerung der Durchführungsqualität von Changes für die IT-Organisation sichergestellt werden. Der Prozess stellt die übergreifende Planung und Koordinierung für die Bündelung von Changes und deren ordnungsgemäße Realisierung in der Infrastruktur sicher. Er erstreckt sich von der Release-Planung über die Steuerung der Test- und Abnahmeverfahren bis hin zur Backout- und Rollout-Planung auf organisatorischer und technischer Ebene. Dafür notwendig sind die Kenntnis der Lifecycle-Prozesse für Applikationen, Software- und Hardwarekomponenten, das nötige Integrations-Know-how und die Kenntnis der Qualitätssicherungsstandards für die Übernahme und Inbetriebnahme von Release Packages bzw. Changes. Die Release Policy (als zentrales Dokument des Prozesses Transition Planning and Support) sollte einerseits der Dynamik produktspezifischer Anwenderanforderungen gerecht werden und andererseits den Aufwand für die Release-Wechsel berücksichtigen. Kürzere Produktlebenszyklen werden hier immer mehr zur Herausforderung für den IT-Betrieb.

Zielsetzung

- Planung und Koordinierung der benötigten Ressourcen, um sicherzustellen, dass der neue oder geänderte Service, der auf Basis der Kundenanforderungen im Service Design aufgebaut wurde, effektiv ausgerollt wird und die entsprechenden Grundlagen für den wertschöpfenden Betrieb in der Service Operation gelegt werden.
- Identifizierung, Managen und Steuerung der Risiken und Fehlerquellen bzw. Unterbrechungen der übergreifenden Aktivitäten in Service Transition.

Dies bedeutet:

- Planung und Koordinierung sämtlicher Ressourcen, die für die erfolgreiche Bereitstellung und Überführung von Änderungen an Services in die Produktivumgebung benötigt werden. Dies geschieht unter den Rahmenbedingungen zuvor festgelegter Kosten sowie Qualitäts- und Zeitkriterien.
- Sicherstellung, dass alle involvierten und mit der Durchführung beauftragten IT-Bereiche den übergreifenden Standards und wieder anwendbaren Prozessen folgen, um die Effektivität und die Effizienz einer integrierten Planung und Koordination zu verbessern.
- Bereitstellung klarer und übergreifender Pläne, die es dem Kunden und dem Business ermöglichen, ihre Projekte mit den Aktivitäten der Service Transition-Phase abzugleichen und sie daran auszurichten.

Hauptaktivitäten im Prozess Transition Planning and Support

Folgende Darstellung soll die Hauptaktivitäten innerhalb des Prozesses Transition Planning and Support auf Basis einer High-Level-Darstellung verdeutlichen:

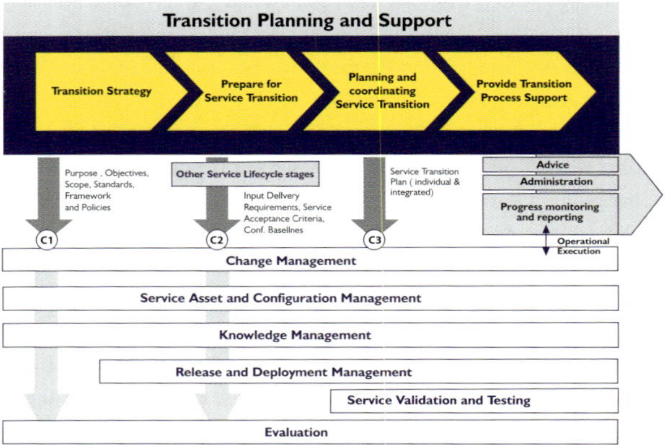

Abb.: Transition Planning & Support

Die Hauptaufgaben von Transition Planning and Support bestehen darin, vorbereitende und übergreifende Grundvoraussetzungen (z. B. Policies, Framework, Scope etc.) für die Phase Service Transition zu schaffen und Basisinformationen sowie Durchführungsstandards (z. B. Delivery Requirements, Acceptance Criteria, Configuration Baselines, Transition Plans etc.) bereitzustellen. Im Rahmen der weiterführenden Operational Execution, d. h. der Ausführung der operativen Aktivitäten innerhalb der anderen Prozesse der Phase Service Transition, erfolgt die Übernahme von unterstützenden und übergreifend aufgesetzten administrativen Aufgaben.

Integration von Transition Planning and Support in den Gesamtkontext des Service Lifecycle

Dieser Prozess und dessen Aktivitäten sind als ein übergreifender Baustein innerhalb der Phase Service Transition zu verstehen. Er übernimmt übergreifende Planungs- und Koordinierungsaufgaben sowie die Definition von Standards im Zusammenspiel sämtlicher Service Transition-Prozesse (z. B. Change Management, Service Asset and Configuration Management, Release and Deployment Management, Service Validation and Testing etc.). Dies wird für eine Effizienzsteigerung der gesamten Service Lifecycle-Phase Sorge tragen. Eine detaillierte und eindeutige Abgrenzung zu den Planungsaufgaben der einzelnen Prozesse innerhalb von Service Transition ist hierbei jedoch nicht gegeben. Diese konkrete Abgrenzung hängt stark von der individuellen Umsetzung der Service Transition-Prozesse in der Praxis ab.

Benefits:

- Ein effektiver Prozess und die damit verbundenen übergreifenden Vorgehensweisen im Bereich Transition Planning and Support werden zu signifikanten Verbesserungen für einen Service Provider, bezogen auf die Abwicklung steigender Change- und Release-Volumen entlang der entsprechenden Kundenbasis, führen.

- Ein integrierter Ansatz zur Verbesserung der Service Transition-Planungen und zur Ausrichtung dieser auf die Pläne der Kunden, der Supplier und auch auf die Business-Projektpläne führt zu einer gesamtheitlichen Effizienzsteigerung mit spürbar positiven Effekten auf die kritischen Erfolgsfaktoren wie Zeit, Qualität und Kosten.

5.2.4 Release and Deployment Management

Einleitung
Heutzutage werden IT-Organisationen von ihren Kunden u. a. daran gemessen, wie schnell und flexibel sie auf sich ändernde Anforderungen bezüglich IT Services reagieren und sie deren Einführung in das betriebliche Umfeld zielgerichtet und störungsfrei umsetzen. Dazu bedarf es klarer Prozesse und Prozessschnittstellen, die genau diese Anforderungen auf Basis klarer Richtlinien und Vorgehensmodelle sicherstellen.

Das Release and Deployment Management hat einen ganzheitlichen Blick auf Änderungen an den IT Services und stellt sicher, dass alle Aspekte eines neuen Release – sowohl in technischer als auch in organisatorischer Hinsicht – bereichsübergreifend betrachtet und beurteilt werden. Als ausführende Funktion übernimmt das Release and Deployment Management die praktische Umsetzung von freigegebenen Changes und sorgt nach erfolgreichem Rollout der Änderungen an der IT-Infrastruktur für die Aktualisierung der Dokumentation für die betroffenen Configuration Items.

Damit hat das Release and Deployment Management auch eine zentrale Bedeutung für die Qualitätssicherung und für die Pflege der Informationen im Configuration Management System (CMS). Sowohl die Freigabe neuer Hard- und Software anhand der gültigen Release-Richtlinien als auch die Planung und Bereitstellung des Rollout-Verfahrens für freigegebene Soft- und Hardware fällt in das Zuständigkeitsgebiet.

Zielsetzung

- Die Zielsetzung des Release and Deployment Management sind die Erstellung, das Testen und die Bereitstellung bzw. Übergabe der Releases gemäß den Service Design Packages für die Produktivumgebung.
- Sicherstellung eines zielgerichteten und effektiven Rollouts in der Produktivumgebung und einer damit verbundenen Mehrwerterzeugung für den Kunden.

Aus dieser übergeordneten Zielsetzung lassen sich folgende Aussagen ableiten:

- Es gibt klare und umfassende Release- und Deployment-Pläne, die es dem Kunden und Anwendern ermöglichen, ihre Tätigkeiten an diese Pläne auszurichten.
- Ein Release Package kann gebaut, installiert, geprüft und effizient einer definierten Zielgruppe nach der Planung ausgerollt werden.
- Es gibt nur minimale unvorhersagbare Auswirkungen auf die produktiven Services durch den Rollout von Releases. Damit werden negative Auswirkungen auf die Produktivität der durch die IT Services unterstützten Geschäftsprozesse weitestgehend vermieden.

Basiskonzepte

Folgende Grunddefinitionen sollen an dieser Stelle gegeben werden:

Release Unit

Komponenten eines IT Services, die üblicherweise im selben Release veröffentlicht werden. Eine Release Unit umfasst in der Regel genügend Komponenten, um eine nützliche Funktion auszuführen. Eine Release Unit könnte z. B. ein Desktop-PC mit Hardware, Software, Lizenzen, einer Dokumentation usw. sein. Eine weitere Release Unit könnte die gesamte Anwendung für die Lohnbuchhaltung sein, einschließlich IT-Betriebsverfahren und Anwendertrainings.

Release Package

Ein Release Package kann eine einzelne Release Unit, aber auch ein strukturiertes Set von Release Units sein, die nach standardisierten Richtlinien und Vorgaben in den produktiven Betrieb überführt werden sollen.

Release- und Deployment-Modelle

Release- und Deployment-Modelle definieren Mechanismen, Prozeduren und Richtlinien, die sich auf die Grundlagen und Vorgaben des Service Designs beziehen und Folgendes definieren:

- Die Release-Struktur – übergreifende Struktur für das Bilden des Release Packages.
- Die Start- und Abbruchkriterien mit ihren Pflichtprodukten und optionalen Ergebnissen sowie der Zielumgebung.
- Die Rollen und Verantwortlichkeiten für jedes CI auf jedem Release-Level.
- Die Release-Ankündigung und Configuration Baseline.
- Release-Templates und Deployment-Pläne, Tools und Prozeduren zur Dokumentation und Überwachung der Aktivitäten.
- Übergabekriterien, Aktivitäten und Verantwortlichkeiten.

Das V-Modell als das grundlegende Basiskonzept (Key Principle) im Bereich der Service Transition-Phase

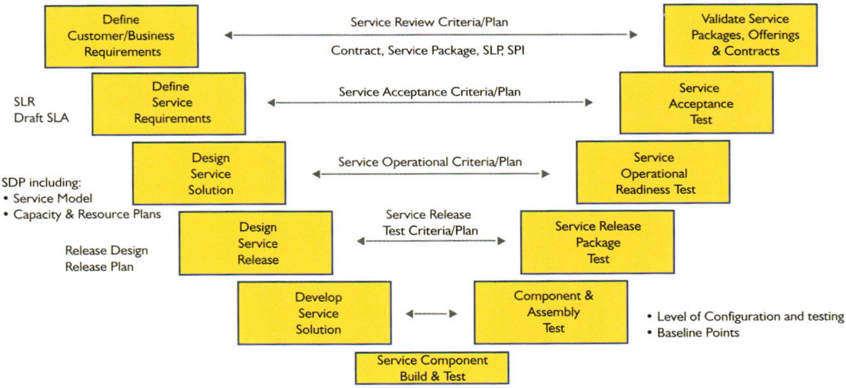

Abb.: Das V-Modell

Das V-Modell ist eine abstrakte, umfassende Projektmanagement-Struktur für die IT-Systementwicklung. Sein Name bezieht sich auf die V-förmige Darstellung der Projektelemente wie IT-Systemdefinitionen und Tests, gegliedert nach ihrer groben zeitlichen Position und ihrer Detailtiefe (siehe Abbildung).

Die linke Seite zeigt die Spezifikation auf Basis der Service Requirements auf, die weiterführend im Rahmen des Service Design detaillierter aufgearbeitet wird. Die rechte Seite fokussiert sich auf die Validierungsmaßnahmen, die notwendig sind, um eine grundlegende Abnahme und damit eine Überführung in den Betrieb zu erlangen. Diese Maßnahmen müssen auf Basis der jeweiligen Stufe der linken Seite durchgeführt werden und damit müssen auch die entsprechenden Organisationen bzw. Mitarbeiter eingebunden werden. Es wird deutlich, dass der Startpunkt jeglicher Aktivitäten immer die Bedürfnisse und Anforderungen bezüglich eines Services sind.

Prozess und Hauptaktivitäten Release and Deployment Management:
Ausgehend von den entsprechenden Freigaben im Rahmen des Change Management-Prozesses erfolgt die Autorisierung für die Release-Planung sowie die Build- und Testaktivitäten. Basierend auf diesen Ergebnissen erfolgen in einer zweiten Stufe die Freigabe für das Deployment und die Einrichtung der Maßnahmen für den „Early Life Support". Nach der Durchführung des Deployment werden im Rahmen eines spezifischen Deployment Post Implementation Review das Ergebnis und die Bewertung hinsichtlich der Zielerreichung, bezogen auf die gestellten Anforderungen, überprüft und ggf. Anpassungen eingeleitet und durchgeführt.

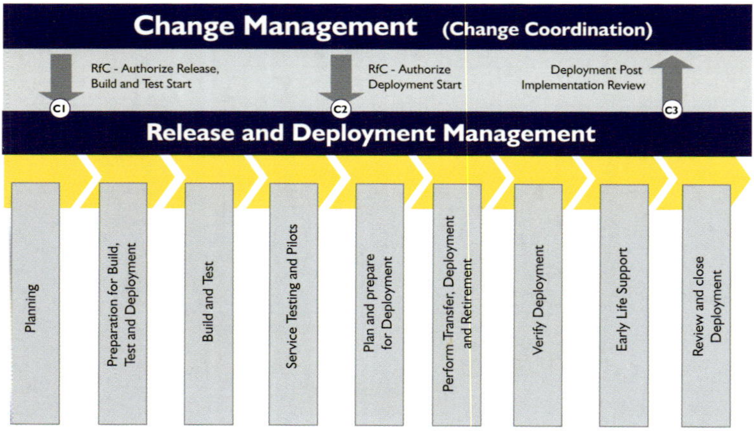

Abb.: Realease & Deployment Management

Notwendige Rollen im Kurzüberblick:

Rolle	**Aufgaben (Kurzüberblick)**
Release and Deployment Manager	Verantwortung (Auszug): Planung, Design, Build, Configuration und Testing aller Release Packages, End-to-End-Management des Release-Prozesses.
Release Packaging and Build Manager	Verantwortung (Auszug): Bereitstellung des finalen Release, Build und Test des finalen Release, physikalische Lieferung der Service Release Packages.
Deployment Staff	Unterstützung bzw. Durchführung der operativen Deployment-Tätigkeiten.
Early Life Support Staff	Unterstützung bzw. Durchführung der operativen Unterstützungs- und Support-Aktivitäten.

Integration des Release and Deployment Management in den Gesamtkontext des Service Lifecycle

Dieser Prozess hat im Vergleich zu den Prozessen Change Management und Service Asset and Configuration Management keine so übergreifende Bedeutung, die den ganzen Service Lifecycle betrifft. Release and Deployment Management ist ausschließlich auf die Phase Service Transition ausgerichtet und hat sicherzustellen, dass die Releases sowie der Rollout gemäß den Vorgaben aus dem Service Design, aber auch auf Basis der Stakeholder Requirements umgesetzt und durchgeführt werden. Klare und zielgerichtete Abnahme- und Übergabekriterien bilden die Schnittstelle zu Service Operation durch weiterführende „Subprozesse" wie Service Validation and Testing sowie Evaluation.

Benefits

- Schnellere und effiziente Bereitstellung von Releases für die Kunden in der Produktivumgebung bei Kostenminimierung.
- Sicherstellung, dass die Kunden und die User den neuen oder geänderten Service

(gemäß Release Rollout) nutzen können und dass damit die Zielsetzung und die damit verbundenen Anforderungen umgesetzt werden.

- Verbesserung der Vorgehensweise für übergreifende Implementierungen.
- Einführung und Überführung von Releases in die Produktivumgebung unter Berücksichtigung von wirtschaftlichen Aspekten auf Basis klar definierter und strukturierter Pläne und Qualitätssicherungsmaßnahmen.
- Geringere Fehlerquote bei der verteilten Hard- und Software wegen:
  - Einheitlicher Testszenarien
  - Höherer Effizienz im Testvorgang
  - Gesicherter Qualität

5.2.5 Service Validation and Testing

Einführung

Das grundlegende Konzept, das hinter Service Validation and Testing liegt, ist Qualitätssicherung. Da das Service Design neue oder geänderte Services oder Serviceangebote an das Release and Deployment Management liefert, ist es eine essentiell notwendige Maßnahme, grundlegende Tests zur Validierung und Qualitätssicherung der auf Basis der Business Requirements erstellten Release Packages durchzuführen. Die Testdurchführung ist ein wesentlicher Bestandteil im Rahmen des Service Management. Würden solche qualitätssichernden Maßnahmen nicht durchgeführt, hätte dies nach erfolgter Produktivsetzung weitreichende Auswirkungen im Service Support-Umfeld:

- Auftreten von Störungen durch unzureichende Betrachtung der Servicezusammenhänge, deren Funktionen nicht aufeinander abgestimmt sind.
- Verstärkte Anrufe beim Service Desk zwecks Fragen, Informationsbedarf und Störungsmeldungen.
- Probleme und Fehler, die sehr schwierig in der operativen Umgebung zu diagnostizieren sind.
- Die Kosten zur Fehlerbeseitigung sind höher, wenn die Fehler in der Produktionsumgebung gefixt werden müssen, als die einer zielgerichteten Überprüfung und Abnahme durch Business-Vertreter im Vorfeld der Produktivnahme .

Zielsetzung

Die Zielsetzung von Service Validation and Testing ist es sicherzustellen, dass der neue oder geänderte Service den geforderten Business Value liefert und das Release Package entsprechend der Design Requirements aufgesetzt wurde. Dies wird mittels strukturierter Tests und Qualitätsvorgaben überprüft.

Daraus lassen sich folgende Unterziele ableiten:

- Validierung des Services zum Nachweis, dass der Service die geforderte Performance unter Berücksichtigung der gesetzten Rahmenbedingungen liefert (Fit for purpose).
- Sicherstellung, dass ein Service den definierten Leistungsparametern entspricht und auf Basis strukturierter Tests und damit verbundener Optimierungen die Stabilität in der Servicebereitstellung (Fit for use) gegeben ist.

Prozess und Hauptaktivitäten im Service Validation and Testing (Beispiel)

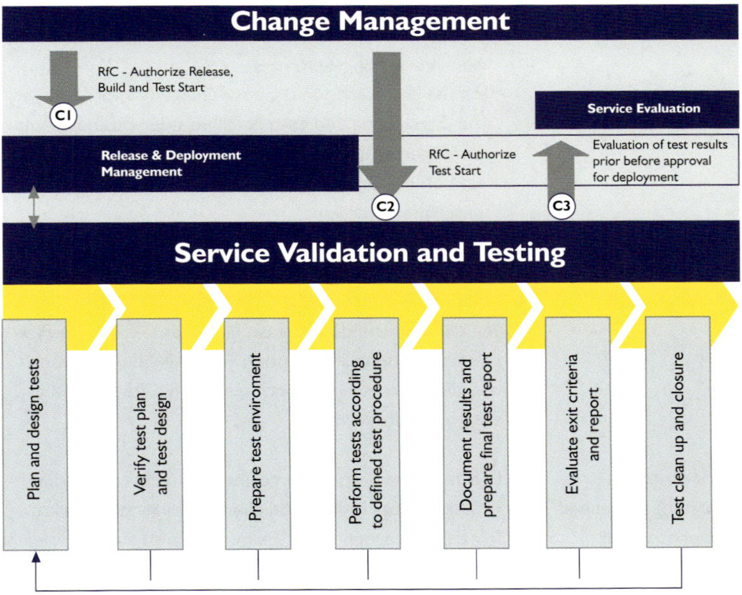

Abb.: Service Validation und Testing

Die wesentlichen Aktivitäten im Service Validation and Testing sind in folgender Tabelle kurz beschrieben:

Prozess(-aktivität)	Kurzbeschreibung
Plan and design tests	Auf Basis der Freigabe zur Release-Erstellung erfolgt auch die Planung und Ausgestaltung der Testaufgaben. Dazu gehören u. a.: • Art und Umfang der Tests • Infrastrukturelle Rahmenbedingungen • Testgruppen und zeitliche Planung
Verify test plan and test designs	Der Testplan zeigt die wesentlichen Elemente zur Durchführung des Tests auf. Hier sind im Wesentlichen zu überprüfen: • ob die zeitliche Planung der Tests und der Ressourcen aufeinander abgestimmt ist, • ob die Testszenarien die notwendigen Anforderungen zur Erreichung und zum Nachweis der Business-Anforderungen enthalten • und ob die Grundlagen zur Report-Generierung geschaffen wurden.
Prepare test environment	Zur Vorbereitung der Tests muss noch die Infrastruktur für die Testdurchführung geschaffen werden. Dazu müssen die zu testenden Release Packages in einer die Produktivumgebung abbildenden Testumgebung aufgesetzt und die notwendigen Zugriffsrechte für Testanwender sichergestellt werden.
Perform tests according to defined test procedures	Die Tests werden aus verschiedenen Sichtweisen durchgeführt, wobei im Wesentlichen auf folgende Aspekte fokussiert werden sollte: Es müssen zum einen inhaltliche funktionale Tests, aber auch Integrationstests (d. h. zum Datenaustausch per Schnittstelle, wenn erforderlich) und auch Infrastrukturtests (d. h. zur Einbindung und Einbettung der Release Packages in die Gesamtinfrastruktur des Services) durchgeführt werden.
Document results and prepare final test report	Alle durchgeführten Testszenarien und deren Ergebnisse müssen in standardisierten Test-Reports mit dem erzielten Ergebnis und Informationen über die Testperson(en) festgehalten werden.

Prozess(-aktivität)	Kurzbeschreibung
Evaluate exit criteria and report	Werden Tests mit negativem Ergebnis erzielt, so müssen die Ausstiegskriterien daraufhin überprüft werden, ob ein Testabbruch oder weiterführende Evaluierungsmaßnahmen eingeleitet werden müssen.
Test clean up and closure	Nach der Testdurchführung muss die Umgebung wieder zurückgesetzt werden und der Test bezüglich der erforderlichen Dokumentation und Berichte abgeschlossen werden. Eine übergreifende Evaluierung der Testergebnisse bezüglich notwendiger Anpassungen vor der Freigabe zum Rollout muss eingeleitet werden.

Benefits

- Steigerung der Servicequalität durch gezielte Test- und Validierungsmaßnahmen.
- Reduzierung der Wahrscheinlichkeit möglicher Serviceunterbrechungen nach Produktivnahme bestimmter Release Packages und/oder Services.
- Einbindung der User durch deren Test und Abnahme auf Basis der Business Requirements schaffen die frühzeitige Akzeptanz und den notwendigen Unterbau zur Lieferung des Business Value.
- Die Durchführung von strukturierten und detaillierten Test- und Validierungsmaßnahmen reduziert die Kosten der Nacharbeit und des Service Support.

5.2.6 Evaluation

Einführung

Evaluation ist ein generischer Prozess, der die Leistungsfähigkeit eines Services betrachtet und Aussagen über die qualitativen Ergebnisse, Bezug nehmend auf eine Referenzsicht, macht. Des Weiteren liefert er die Grundlage für eine Freigabe der Weiterführung unter Berücksichtigung von Nutzen und Wirtschaftlichkeit.

Evaluation stellt eine konsistente und standardisierte Begründung bezüglich der Leistungsfähigkeit und Funktionen (Utility und Warranty) für einen Service Change im Gesamtkontext eines existierenden oder vorgeschlagenen Services bereit.

Die aktuelle Leistungsfähigkeit eines Services wird im Vergleich zu einer sich einstellenden Leistungsfähigkeit bezüglich eines Change analysiert und bewertet. Alle Abweichungen zwischen den beiden Sichtweisen werden herausgestellt und gemanagt.

Zielsetzung

Die Zielsetzung der Evaluierung ist es, die Erwartungen der Stakeholder richtig zu verstehen und im gesamten Transition-Prozess effektiv und eindeutig zu positionieren, indem eindeutige Informationen an das Change Management über Abweichungen zwischen den erwarteten Ergebnissen (gemäß Anforderungen) und der vorliegenden Lösung und deren vorbereitenden Einführungsmaßnahmen gegeben werden.

Zusammengefasst sind weitere Ziele:

- Sicherstellung, dass keine Changes, die die Servicequalität oder den Serviceumfang betreffen, in die Produktion übernommen werden, ohne getestet oder überprüft zu werden.
- Reduzierung des Risikos von Störungen, Nacharbeiten oder Zusatzkosten durch Abweichungsanalysen und Gegensteuerungsmaßnahmen.
- Evaluierung der beeinflussenden Effekte einer Änderung an einem Service mit dem Ziel, die Kapazitäten hinsichtlich zusätzlicher Aufwände zur Gegensteuerung oder zur Korrektur so gering wie möglich zu belasten.
- Bereitstellung guter und aussagekräftiger Informationen / Outputs aus dem Evaluierungsprozess, sodass das Change Management eine effektive und zielgerichtete Entscheidung hinsichtlich der Freigabe eines „Service-Changes“ für den nächsten Step im Transition-Prozess treffen kann.

Basiskonzepte

PDCA-Modell

Der Evaluierungsprozess verwendet zur Durchführung seiner Aktivitäten die Grundstrukturen des Plan-Do-Check-Act (PDCA)-Modells, um die Qualität aller Evaluationen und Evaluierungsschritte sicherzustellen.

Evaluation Report

Der Evaluation Report ist das zentrale Dokument im Rahmen des Prozesses Evaluation, der die Ergebnisse und notwendigen Steuerungsmaßnahmen dokumentiert und die Ausgangsbasis für notwendige Änderungen / Anpassungen oder Verbesserungen darstellt.

Der Evaluation Report enthält die folgenden Abschnitte:

Risikoprofil:

Eine grundlegende Betrachtung des Restrisikos, nachdem eine Änderung implementiert wurde, ohne die relevanten Evaluierungsergebnisse in Betracht zu ziehen und nachdem ein entsprechender Maßnahmenkatalog bereitgestellt wurde.

Abweichungsreport

Das Delta zwischen der vorhergesagten und der geforderten Leistung zur aktuell vorhandenen Leistungsfähigkeit bezogen auf die geplante Change-Implementierung.

Qualification Statement (wenn angebracht)

Ein Statement, das auf Basis der Analyse der Testergebnisse und des Qualification Plan eine Aussage darüber trifft, ob die betrachtete Änderung eines bestimmten Services den Fokus auf eine strukturierte und gesteuerte Qualitätssicherung verloren hat oder nicht.

Validation Statement (wenn angebracht)

Ein Statement, das auf Basis der Analyse der Testergebnisse und des Validierungsplans eine Aussage darüber trifft, ob die betrachtete Änderung eines bestimmten Services den Fokus auf eine strukturierte und gesteuerte Validierung verloren hat oder nicht.

Empfehlung

Basierend auf den Faktoren und Inhalten des Evaluation Report sollte eine zusammengefasste Aussage bzw. Empfehlung an das Change Management zwecks Entscheidung zur Freigabe oder zum „Reject“ des Changes und damit zum Stopp der weiteren Transition Steps gegeben werden.

Prozess und Hauptaktivitäten in der Evaluation

Die Hauptaufgabe des Prozesses Evaluation besteht darin, dass die aktuelle Leistungsfähigkeit eines Services im Vergleich zu einer sich einstellenden Leistungsfähigkeit bezüglich eines Change analysiert und bewertet wird und alle Abweichungen zwischen den beiden Sichtweisen herausgestellt und gesteuert werden. Aus diesem Grund soll hier ein High-Level Evaluation Process Model als Beispiel aufgezeigt werden.

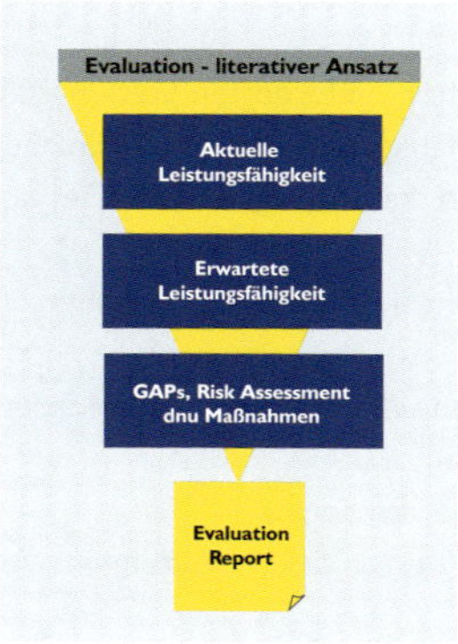
Evaluation - literativer Ansatz
Aktuelle Leistungsfähigkeit
Erwartete Leistungsfähigkeit
GAPs, Risk Assessment dnu Maßnahmen
Evaluation Report

Abb.: Evaluation

Darüber hinaus gibt die folgende Abbildung Hinweise darauf, wie der Prozess Evaluation im Rahmen der Prozessintegration mit anderen Prozessen aus dem Service Transition positioniert ist.

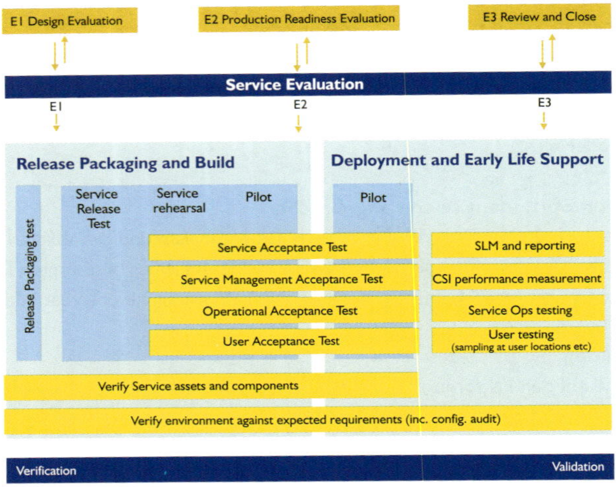

Abb.: Evaluation übergreifender Prozess

Evaluation ist ein übergreifender Prozess, der schon im Rahmen der Erstellung des Service Design Package zum Einsatz kommt und dessen Aktivitäten sich durch die gesamte Service Transition-Phase iterativ fortsetzen. Als wichtige Meilensteine dabei sind die Review-Maßnahmen vor und nach der Testdurchführung sowie vor dem finalen Deployment anzusehen.

Benefits:

- Die zielgerichtete Überprüfung der erwarteten bzw. geforderten Leistungsfähigkeit gegenüber der aktuell erzielbaren Leistungsfähigkeit ermöglicht, frühzeitig Maßnahmen zur Gegensteuerung einzuleiten und damit die geforderte Servicequalität und -ausprägung sicherzustellen.
- Das Change Management baut seine Entscheidungen hinsichtlich Freigaben auf guten und verlässlichen Informationen auf.
- Reduzierung der Einführung von Änderungen ohne die Erfüllung der geforderten Qualitätssicherungs- und Validierungsmaßnahmen.
- Reduzierung von Störungen bezüglich der geänderten Services.
- Minimierung der Varianz der vom Business geforderten Serviceleistung im Vergleich zur gelieferten Serviceleistung.

5.2.7 Knowledge Management

Einführung

Wissen ist das einzige Gut, das sich durch Teilen vermehrt. Doch viele Unternehmen ahnen nicht, was sie alles wissen. Eine Tatsache, die sich mitunter als schwerwiegender Fehler erweist.

Die Kenntnisse, Ideen und Fähigkeiten der eigenen Mitarbeiter sind Unternehmen oftmals nicht bekannt. So werden nicht selten Probleme und Aufgaben, die früher bereits an anderer Stelle im Unternehmen erfolgreich gelöst bzw. bearbeitet wurden, immer wieder aufs Neue angegangen. Kapazitäten werden dabei gedankenlos verschleudert. Darüber hinaus ist in vielen Unternehmen das Ausscheiden eines Mitarbeiters zumeist auch mit einem entsprechenden Know-how-Verlust verbunden. Hier versprechen Knowledge Management-Systeme gerade auch im Bereich des Service Management Abhilfe, in denen Wissen gesammelt und archiviert wird, sodass anschließend allen Mitarbeitern ein dauerhafter und schneller Zugriff auf alle wichtigen Informationen ermöglicht wird.

Zielsetzung

Das Ziel von Knowledge Management ist es, die Qualität der Managemententscheidungen durch die Bereitstellung verfügbarer und sicherer Informationen and Daten für durchzuführende Aktivitäten im Service Lifecycle zu verbessern.

Daraus lassen sich folgende Unterziele ableiten:

- Den Service Provider in die Lage zu versetzen, seine Servicequalität zu verbessern, die Zufriedenheit zu steigern und die Servicekosten zu senken.
- Sicherstellung, dass das Team ein klares und einheitliches Verständnis vom Wert hat, den der Service den Kunden liefert, und versteht, wie sich der Benefit aus dem Gebrauch solcher Services für den Kunden erzielen lässt.
- Sicherstellung, dass zu jeder Zeit und an jeder Lokation das Team des Service Providers die richtigen und aktuellen Informationen bezüglich zentraler Servicethemen verfügbar hat.

Basiskonzepte

DIKW-Strukturdiagramm

Knowledge Management wird typischerweise mithilfe des DIKW-Strukturdiagramms dargestellt.

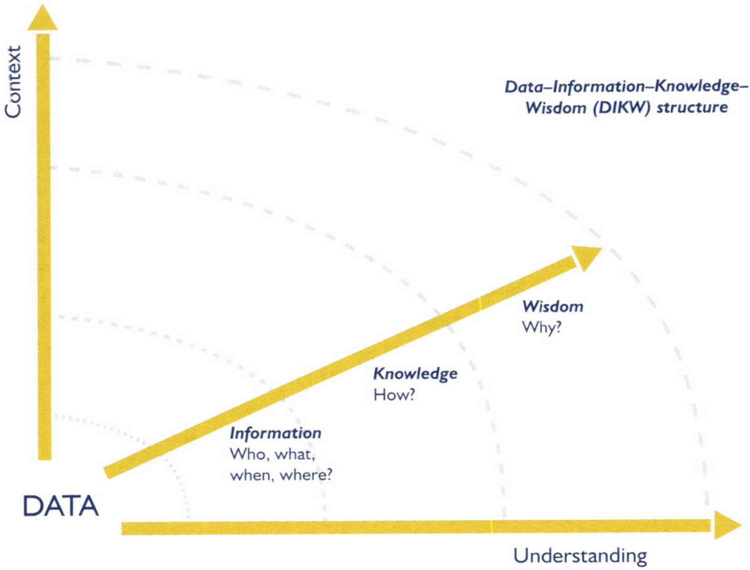

Abb.: Knowledge Management

Dabei bedeuten:

DIKW Element	Bedeutung
Data	Ist ein Set von Fakten bezüglich Ereignissen. Viele Organisationen sammeln verschiedenste Mengen von Daten in unterschiedlichsten Ausprägungen in strukturierten Datenbanken wie IT Service Management und Configuration Management-Tools / -Systeme und -Datenbanken. Dabei stehen folgende wesentliche Aktivitäten im Vordergrund: • Datensammlung • Datenanalyse • Datentransformation zu Informationen • Datenidentifizierung und Ressourcenzuordnung zur weiterführenden Verarbeitung

DIKW Element	Bedeutung
Information	Informationen entstehen dadurch, dass man den Daten den entsprechenden Kontext hinzufügt. Informationen sind im Allgemeinen in einem semistrukturierten Verbund (z. B. Dokumente, E-Mail und Multimedia) zu finden. Die damit verbundenen Knowledge Management-Aktivitäten sind: • Management der Informationen, um das Erfassen, Suchen und Finden zu erleichtern. • Informationsaufbereitung, um aus den dort aufgezeigten Erfahrungen zu lernen und Fehler nicht noch einmal zu machen.
Knowledge	Knowledge ist die Zusammenführung von Erfahrungen, Ideen, Werten und inhaltlichen Interpretationen von Individuen. Menschen profitieren von dem eigenen, aber auch von dem dokumentierten Wissen anderer und von der Analyse von Informationen und Daten. Auf dieser Basis und aus dem Zusammenspiel der einzelnen „Wissenselemente“ entsteht neues Wissen. Wissen ist sehr dynamisch und kontextbasiert. Wissen bietet die Möglichkeit, Informationen in einer „easy to use“-Form aufzubereiten, und dies führt somit zu einer Erleichterung im Entscheidungsfindungsprozess. In der Phase Service Transition ist „Knowledge“ nicht ausschließlich auf die Übergangsaktivitäten fokussiert, sondern vielmehr auf die Sammlung der Erfahrungen aus vorangegangenen Durchläufen und derer Erkenntnisse, um das Bewusstsein für zu erwartende Probleme und notwendige Änderungen in angrenzenden Gebieten zu schärfen.
Wisdom	Wisdom gibt die ungeteilte Einsicht in das Informationsmaterial und das Wissen und hat alle Möglichkeiten der kontextbezogenen Bewusstseinsbildung, der Wahrnehmung und Urteilskraft.

Integration des Knowledge Management in den Gesamtkontext des Service Lifecycle

Das Knowledge Management hat, wie auch der Prozess Change Management und Service Asset and Configuration Management, eine übergeordnete und Service Lifecycle-übergreifende Rolle, da in sämtlichen Service Lifecycle-Phasen Daten, Informationen und Wissen aufgebaut und abgerufen werden. Viele Informationen aus anderen Prozessen laufen hier aus der Sicht der Wissensspeicherung und der Wissensbereitstellung zentral zusammen. Wichtig in diesem Zusammenhang ist die zentrale Bereitstellung der Information auf einer anwenderfreundlichen Basis. Die Zusammenführung sämtlicher über die Service Lifecycle-Phasen verstreuter Daten und Datenbanken wird hierbei über ein Service Knowledge Management System erreicht, wobei die oberste Ebene einen Presentation und Processing Layer darstellt, über den die einzelnen Informationen und Wissenszusammenhänge abgerufen werden können. Das folgende Schaubild gibt einen schematischen Überblick über den grundlegenden Aufbau.

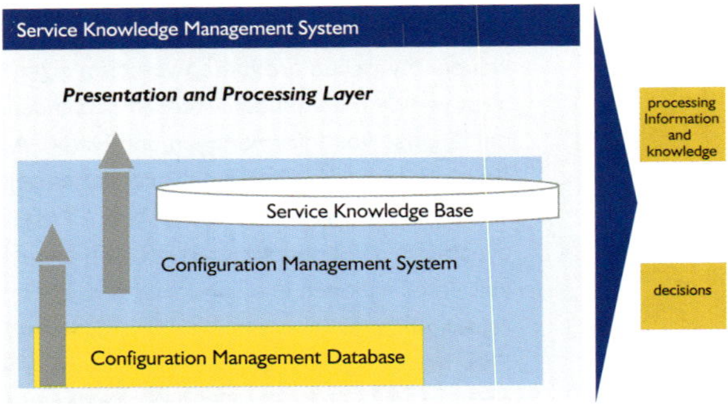

Abb.: Service Knowledge Management System

Benefits:

- Knowledge Management steuert den Umgang mit dem Wissen und fördert seinen gezielten Einsatz im Umfeld der Service Management-Organisation entlang des Service Lifecycle.
- Steigerung der Servicequalität durch die gezielte und situationsbezogene Integration von Informationen.
- Reduzierung der Übergangszeit und des Early-Life Support durch die Zurverfügungstellung von gezielten Informationen (u. a. Supportinformationen).
- Reduzierung von Fehlern bei dem Deployment von Services bzw. Changes und damit verbundenen Release-Paketen durch die Bereitstellung von „Lessons-Learned" aus ähnlichen Szenarien.
- Steigerung der Produktivität der Support-Teams durch die Bereitstellung von zentralen Informationen aus Sicht des Knowledge Management.

5.3 *Quick Reference Card Service Transition*

ITILv3 Quick Reference Card — **Service Transition (ST)**

Ziele und Inhalte

- Planung und Managen der Ressourcen, die notwendig sind um die neuen oder geänderten Services erfolgreich zu implementieren.
- Definition und Bereitstellung der Release- und Kommunikationspläne.
- Definition und Anwendung grundlegender der Qualitätssicherungs- und Validierungsmaßnahmen.
- Bereitstellung notwendiger Informationen über die Services bzw. Servicestrukturen für den operativen Betrieb.

Prozesse

Lifecycle übergreifende Prozesse

- Change Management
- Service Asset Management und Configuration Management System (CMDB)
- Knowledge Management

Service Transition fokussierte Prozesse

- Transition Planning and Support
- Release and Deployment Management
- Service Validation and Testing
- Evaluation

Zentrale Rollen

- Change Manager
- Service Asset Manager
- Configuration Manager
- Configuration Analyst
- Configuration Administrator / Librarian
- CMS / Tool-Administrator
- Release and Deployment Manager
- Release Packaging and Build Manager
- ...

Basiskonzepte & Grundprinzipien

- Sieben R's des Change Managements
- Service Change
- Change Kategorien und Riskoanalyse
- Configuration Model
- Definitive Media Library (DML)
- Configuration Management System (CMS)
- Release Unit
- Release Package
- Release- u. Deploymentmodelle
- Service V-Model

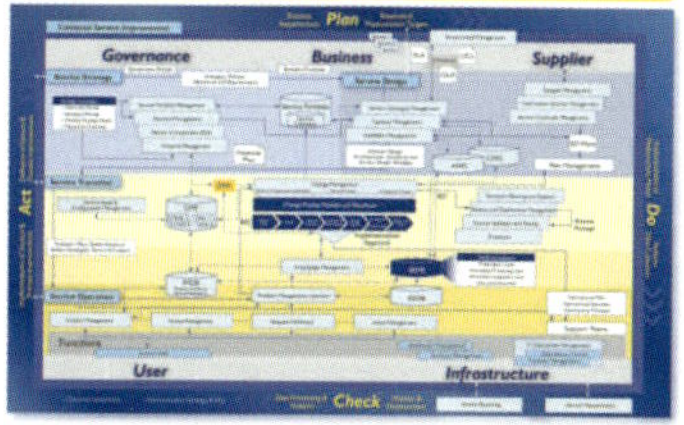

Funktionen

–

Benefits

- Einführung und Überführung von Release in die Produktivumgebung unter Berücksichtigung von wirtschaftlichen Aspekten.
- Management der Organisation und des kulturellen Wandels während des Überganges.
- Service Knowledge Management System im Rahmen der Unterstützung der Lernenden Organisation.
- Steigerung der Kunden und Mitarbeiterzufriedenheit durch die Einführung und Nutzung der Service Transition Practices.

6 Service Operation

6.1 Einführung in Service Operation

Zielsetzung Service Operation
Realisierung des Kundennutzens durch Betrieb und Support der Services und Servicekomponenten (Infrastruktur, Applikationen etc.).

Die Phase Service Operation beinhaltet Verfahren und Methoden für das Management des täglichen Betriebs der Services. Sie stellt Anregungen und Anleitungen zur Verfügung, um die notwendige Effektivität und Effizienz in der täglichen Lieferung und dem Support der Services zu erreichen. Damit wird die Wertschöpfung der Services für die Kunden und den Service Provider sichergestellt. Die in der Strategie definierten Ziele werden in der Service Operation durch den wertschöpfenden Betrieb umgesetzt. Die hier zur Verfügung gestellten Anleitungen liefern Hilfestellungen, wie die notwendige Stabilität im Servicebetrieb erreicht werden kann. Hierbei werden reaktive und proaktive Steuerungsperspektiven berücksichtigt.

6.2 Wichtige Grundbegriffe der Phase Service Operation

Service Operation ist mehr als die wiederholte Ausführung von Standardprozeduren oder Standardaktivitäten. Alle Funktionen, Prozesse und Aktivitäten sind entworfen, um einen spezifizierten und vereinbarten Grad von Services zu liefern, aber dies in einem sich ständig wandelnden Umfeld. Dies führt zu einem Konflikt zwischen der Aufrechterhaltung des Status quo und dem Anpassen an Änderungen im Geschäfts- und Technologieumfeld. Eine der Hauptaufgaben innerhalb der Service Operation ist, diese Konflikte zu handhaben und eine Balance zwischen den verschiedenen konkurrierenden Zielen zu erreichen. Dieser Abschnitt hebt einige der Hauptspannungen und Konflikte hervor und identifiziert, wie IT-Organisationen ein Ungleichgewicht zur einen oder anderen Seite erkennen können. Er enthält außerdem einige High-Level-Richtlinien dazu, wie diese Konflikte gelöst werden und wie man sich in Richtung Best Practices bewegt. Jeder Konflikt bietet eine Chance zu Wachstum und Verbesserung.

Interne Sicht vs. externe Sicht
Der wohl größte Konflikt in allen Phasen des Service Management Lebenszyklus besteht zwischen der Sicht der IT als Summe von IT Services (externe Geschäftssicht) und der Sicht der IT als Summe von Technologiekomponenten (interne IT-Sicht).

Die externe Sicht der IT ist die Art, wie Services von den Anwendern und Kunden erfahren werden. Diese verstehen nicht immer bzw. es interessiert meistens auch nicht, wie die Services aus technischer Sicht erbracht werden. Das einzige Interesse liegt darin, dass die Services geliefert werden, wie es gewünscht und vereinbart wurde.

Die interne Sicht der IT ist die Art, wie IT-Komponenten und -Systeme genutzt werden, um diese Services zu liefern. Da IT-Systeme oft komplex und verschiedenartig sind, heißt dies, dass die Technologie von mehreren Teams oder Abteilungen gesteuert werden muss – jede mit derselben Zielsetzung, eine gute Performance und Verfügbarkeit ihrer Systeme zu erreichen.

Beide Sichtweisen sind notwendig, um die Services zu liefern. Die Organisation, die sich nur auf die Geschäftssicht fokussiert, ohne darüber nachzudenken, Wie die Services geliefert werden sollen, wird damit enden, Versprechungen zu tätigen, die nicht gehalten werden können. Die Organisation, die sich nur auf die internen Systeme fokussiert, ohne darüber nachzudenken, welche Services sie eigentlich supportet und liefert, wird damit enden, dass teuere Services mit wenig Nutzen/Ertrag produziert werden. Der potentielle Konflikt zwischen der externen und der internen Sicht ist das Ergebnis vieler Variablen, inklusive der Reife der Organisation, ihrer (Management-)Kultur, ihrer Geschichte etc. Dies macht es schwierig, eine Balance zu erreichen, und die meisten Organisationen gehen dazu über, sich nur in eine Richtung zu orientieren. Der Erfolg liegt in der Balance der beiden Sichtweisen.

Stabilität vs. Flexibilität

Gleichgültig, wie gut ein IT Service funktioniert, und gleichgültig, wie gut er designt wurde: Er ist sehr viel weniger wert, wenn die Servicekomponenten nicht verfügbar sind oder wenn sie unregelmäßig arbeiten. Gleichzeitig heißt das, dass der Servicebetrieb erkennen muss, dass sich Business- und IT-Anforderungen ändern. Einige der Änderungen sind evolutionär. Zum Beispiel die Funktionalität, die Leistung und die Architektur einer Plattform können sich im Laufe einiger Jahre ändern. Jede Änderung bringt die Chance mit sich, dem Business ein besseres Serviceniveau zu liefern. Bei evolutionären Änderungen ist es möglich zu planen, wie man auf die Änderungen reagiert, und so die Stabilität zu wahren, indem man auf die Änderungen reagiert. Viele Änderungen passieren trotzdem sehr schnell und manchmal unter extremem Druck. Zum Beispiel erhält eine Business Unit unerwartet einen Auftrag, der zusätzliche IT Services, mehr Kapazität und schnellere Reaktionszeiten erfordert. Die Fähigkeit, auf diese Art von Änderungen zu reagieren, ohne andere Services zu beeinträchtigen, ist eine große Herausforderung. Viele IT-Organisationen sind unfähig, eine Balance zu finden, und tendieren zum Fokus entweder auf die Stabilität der Infrastruktur oder auf die Fähigkeit, auf schnelle Änderungen angepasst zu reagieren.

Quality vs. Costs

Vom Servicebetrieb wird gefordert, seinen Kunden und den Anwendern ständig das vereinbarte Niveau an IT Services zu liefern und gleichzeitig die Kosten und die Nutzung von Ressourcen auf optimalem Niveau zu halten.

Reactive vs. proactive

Eine reaktive Organisation ist eine, die nicht aktiv wird, ehe sie irgendwie von außen dazu getrieben wird, z. B. durch eine neue Geschäftsanforderung, eine Anwendung, die entwickelt wurde, oder Eskalationen wegen Beschwerden seitens der Anwender oder des Kunden. Die unglückliche Realität in vielen Organisationen ist der Fokus auf reaktives Management, fälschlich als das Grundwerkzeug gesehen, um sicherzustellen, dass Services höchst konsistent und stabil sind. Deshalb unterbindet sie proaktives Verhalten des Personals aktiv. Die traurige Ironie dieser Vorgehensweise ist, dass das Unterbinden des proaktiven Service Management unweigerlich zur Steigerung des Aufwands und der Kosten für reaktive Aktivitäten führt und darüber hinaus die Stabilität und die Kohärenz der Services gefährdet.

Eine proaktive Organisation schaut immer nach Wegen, die aktuelle Situation zu verbessern. Sie wird ständig die interne und externe IT-Umgebung beobachten und nach Signalen von Änderungen Ausschau halten, die sich negativ auswirken können. Proaktives Verhalten wird gewöhnlich positiv gesehen, insbesondere wenn es die Organisation in die Lage versetzt, Konkurrenzvorteile in einer sich ändernden Welt zu wahren. Proaktivität bedeutet aber immer eine Investition von Zeit und Ressourcen und damit von Geld. Eine gute Balance zwischen reaktivem und proaktivem Verhalten liefert oft ein optimales Resultat.

6.3 Die Prozesse der Service Operation

6.3.1 Event Management

Einleitung

Ein Event kann als ein erkennbares Ereignis bezeichnet werden, das für das Management der IT-Infrastruktur oder der Serviceerbringung wichtig ist. Events sind üblicherweise Benachrichtigungen eines IT Services, Configuration Item oder eines Monitoring Tool.

Zielsetzung

Die Fähigkeit, Events strukturiert zu erkennen, sich der Wichtigkeit bewusst zu werden und geeignete Maßnahmen einzuleiten, ist das Ziel des Event Management. Das Event Management bildet daher die Basis für das operationelle Monitoring, die Steuerung und für die Automatisierung vieler Routine-Operationen wie z. B. das Ausführen von Scripts. Event Management liefert den Einstiegspunkt zur Ausführung zahlreicher operativer Service-Prozesse und -Aktivitäten (z. B. Incident Management).

Prozessmodell:

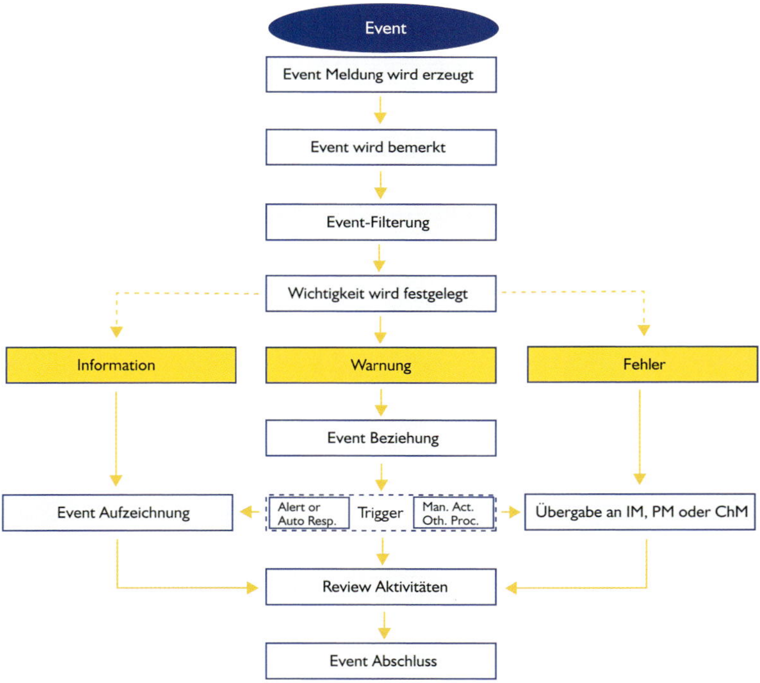

Abb.: Der Event Management Prozess

Event-Meldungen werden erzeugt

Events passieren ständig. Nicht jeder Event ist für das Service Management von Interesse oder muss bemerkt und aufgezeichnet werden. Daher ist es wichtig, sich klar zu machen, welche Event-Typen es gibt und welche entdeckt werden müssen.

Event wird bemerkt

Ein Event tritt auf und wird registriert.

Event-Filterung

Die Events werden nach „wichtig" und „unwichtig" gefiltert. Es ist nicht immer möglich, alle Benachrichtigungen von CI abzuschalten. Daher muss häufig eine Filterung der Events vorgenommen werden. Eine Filterung ist jedoch nicht immer notwendig.

Wichtigkeit wird festgelegt

Die Wichtigkeit des Events wird festgelegt.

- Information: Dies gilt für ein Event, das keine Aktion benötigt und keine Störung darstellt (z. B. das Anmelden eines Anwenders in einem System).
- Warnung: Eine Warnung wird generiert, wenn ein Service oder eine Komponente einen Grenzwert erreicht. Warnungen haben zum Ziel, dass die entsprechende Person, Support-Einheit oder der Prozess benachrichtigt werden, um die angemessenen Maßnahmen zu ergreifen und eine Störung zu verhindern.
- Störung (Exception): Eine Exception bedeutet, dass ein Service oder ein Device zurzeit nicht normal funktioniert. Beispiele für eine Exception sind z. B. ein ausgefallener Server oder zu lange Antwortzeiten einer Applikation.

Event-Beziehungen

Wenn ein Event als wichtig eingestuft worden ist, muss eine Entscheidung getroffen werden, wie wichtig dieser Event exakt ist und welche Aktivitäten durchgeführt werden müssen, um mit diesem Event umzugehen. Dies bedeutet, dass die Bedeutung des Events bestimmt wird.

Trigger

Wenn im Rahmen der Event-Beziehung festgelegt wurde, dass weiterführende Aktivitäten notwendig sind, um mit dem Event umzugehen, ist es notwendig, eine Verantwortlichkeit festzulegen. Der Mechanismus zum Festlegen dieser Verantwortlichkeit ist der Trigger. Es gibt viele verschiedene Arten von Trigger (z. B. Incident Trigger oder Change Trigger u. v. m.).

Review-Aktivitäten

Bei vielen Events ist es nicht möglich, eine Nachbetrachtung jedes einzelnen Events durchzuführen. Es ist wichtig zu überprüfen, dass alle wichtigen Events oder Exceptions adäquat gehandhabt bzw. prozessiert wurden.

Event-Abschluss

Events, die keine Bedeutung mehr haben, werden geschlossen. Einige Events bleiben geöffnet, bis bestimmte Aktivitäten durchgeführt worden sind (z. B. ein Event, das mit einem geöffneten Incident verbunden ist).

6.3.2 Incident Management

Einleitung

Das Incident Management registriert, kategorisiert, priorisiert und verfolgt alle Störungen mit dem Ziel, diese so schnell wie möglich zu beheben. Dabei spielt der Service Desk als ausführende Funktion eine Schlüsselrolle.

Zielsetzung

Die Zielsetzung des Incident Management ist die schnellstmögliche Wiederherstellung des Services und damit die Wiederherstellung der Arbeitsfähigkeit der Kunden und Anwender des Services. Hierdurch soll gewährleistet werden, dass die Störung eine möglichst minimale Auswirkung auf das Business hat. Das Incident Management behält die Verantwortung für das Incident während seines gesamten Lebenszyklus. Ein weiteres Ziel des Incident Management ist die Unterstützung der Geschäftsaktivitäten mithilfe aussagekräftiger Management-Informationen.

Basiskonzepte/Definitionen

Definition Incident

Ein Incident ist jedes ungeplante Ereignis, das den Standardbetrieb eines Services beeinflusst und eine Unterbrechung oder Beeinträchtigung der Qualität dieses Services nach sich zieht, z. B. nicht verfügbare Anwendungen, der Ausfall einer Hardware oder deren eingeschränkte Nutzungsmöglichkeit. Auch eine potentielle Störung eines Services (z. B. der Ausfall eines Cluster-Knotens) ist ein Incident – auch dann, wenn die Auswirkungen dieser Störung für die Anwender noch nicht spürbar sind.

Definition Eskalation

Eine Eskalation ist eine Aktivität, bei der zusätzliche Ressourcen eingeholt werden, wenn diese erforderlich sind, um den Service Level-Zielen oder Kundenerwartungen gerecht zu werden. Eskalationen können innerhalb aller Service Management-Prozesse erforderlich sein, werden jedoch meistens mit dem Incident Management, dem Problem Management und dem Kundenbeschwerde-Management in Verbindung gebracht. Es sind zwei Eskalationstypen definiert: die funktionale Eskalation und die hierarchische Eskalation.

Funktionale Eskalation

Sobald eine Support-Einheit (z. B. der Service Desk) nicht mehr in der Lage ist, ein Incident zu lösen (oder wenn die für den Service Desk festgelegte Zeit für eine Lösung im First Level abgelaufen ist), muss das Incident an eine weiterführende Support-Einheit eskaliert werden. Hier spricht man von einer funktionalen Eskalation. Dies kann z. B. jede beliebige Second- oder Third-Level-Support-Einheit sein, die über spezielles Fachwissen verfügt. Die Verantwortung für das Incident (Incident Ownership) bleibt trotz funktionaler Eskalation immer beim First Level, z. B. dem Service Desk.

Hierarchische Eskalation

Hat ein Incident sehr schwerwiegende Folgen oder kann z. B. aus einem Ressourcenengpass heraus ein Incident nicht schnell genug bearbeitet werden, so muss eine höhere hierarchische Stufe informiert werden, um die Rahmenbedingungen zu schaffen, damit das Incident bearbeitet werden kann. Dann spricht man von einer hierarchischen Eskalation. Hierarchisch wird eskaliert, sobald die IT-Organisation Gefahr läuft, einen vereinbarten Service Level zu verletzen.

Prozessmodell:

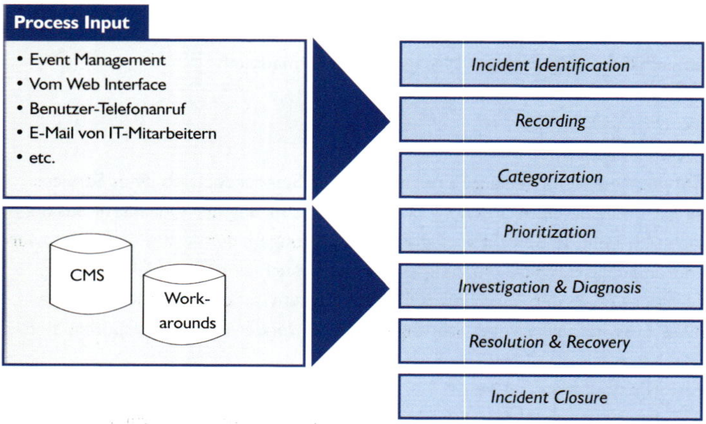

Abb.: Der Incident Management Prozess

Incident-Identifikation

Die Aktivitäten des Incident Management beginnen mit der Identifikation eines Incident. Dies kann z. B. durch einen Anruf eines Anwenders beim Service Desk geschehen, durch eine Meldung aus dem Event Management oder eine E-Mail aus den technischen Bereichen der IT.

Incident-Aufzeichnung

Incidents müssen komplett aufgezeichnet werden, unabhängig davon, ob sie durch einen anrufenden Anwender am Service Desk oder automatisiert durch einen Alarm entdeckt worden sind. Zusätzlich muss jedes Incident mit einem Datum-Zeit-Stempel versehen werden. Zusammen mit dem Incident müssen alle relevanten Informationen aufgezeichnet werden, sodass, wenn weitere Support-Gruppen in die Lösung involviert werden müssen, die Mitarbeiter über die notwendigen Informationen verfügen, um das Incident bearbeiten zu können.

Kategorisierung

Als Teil der initialen Aufnahme des Incident muss dem Incident eine Kategorie zugeordnet werden. Die Kategorie trifft eine Aussage darüber, von welchem Typ das Incident ist (z. B. Server, Endgeräte oder Applikation). Dies ist für eine möglichst schnelle Bearbeitung sehr wichtig, damit das Incident den richtigen Support-Gruppen zugewiesen werden kann. Falsche Kategorien kosten Zeit, da sie zu falschen Zuordnungen der Incidents führen.

Priorisierung

Ein weiterer Schritt der initialen Aufnahme des Incident ist die Zuordnung einer Priorität. Priorisiert wird nach Dringlichkeit (Urgency), d. h. wie schnell das Business eine Lösung benötigt, und Auswirkung (Impact), z. B. wie viele Anwender betroffen sind.

Untersuchung und Diagnose

Jede am Incident Handling beteiligte Support-Gruppe untersucht die Störung daraufhin, warum die Störung aufgetreten ist, und trifft eine Diagnose. Die Zielsetzung hierbei ist die schnellstmögliche Wiederherstellung der Arbeitsfähigkeit der Anwender und nicht eine tief greifende Ursachenforschung.

Lösung und Wiederherstellung

Auf Basis der Untersuchung und Diagnose werden Maßnahmen durchgeführt, um eine Lösung der Störung herbeizuführen und den Service wiederherzustellen. Es muss darauf geachtet werden, dass der Incident Record akkurat mit den aktuellen Informationen gepflegt wird. Nach der Lösung und Wiederherstellung gibt die lösende Support-Gruppe das Incident für den strukturierten Abschluss zurück an den Service Desk.

Incident-Abschluss

Der Service Desk prüft, dass das Incident vollständig gelöst ist und dass der Anwender mit der Lösung einverstanden ist. Mit Zustimmung des Anwenders kann der Service Desk das Incident schließen.

6.3.3 Request Fulfilment

Einleitung

Der Begriff „Service Request" wird allgemein als Beschreibung aller möglichen Varianten von Anwenderanfragen gegenüber der IT-Organisation verwendet. Viele dieser Anfragen beinhalten oftmals kleine Änderungen mit geringem Risiko, die oft vorkommen und geringe bzw. definierte Kosten produzieren (z. B. eine Anfrage zur Änderung eines Passworts, eine Anfrage zur Installation einer zusätzlichen Standardsoftware an einem bestimmten Arbeitsplatz, eine Anfrage für einen Arbeitsplatz- oder Geräteumzug, eine Informationsanfrage etc.). Um diese Anfragen an die IT-Organisation effektiv und effizient zu bearbeiten, sieht ITIL den Prozess Request Fulfilment vor.

Zielsetzung

Der Prozess der Antragserfüllung (Request Fulfilment) beschäftigt sich mit der Bearbeitung von Service Requests der Anwender. Die Ziele des Prozesses beinhalten Folgendes:

- Die Möglichkeit für die Anwender, Standarddienstleistungen (Standard Services) anzufordern und zu erhalten unter der Voraussetzung, dass es für diese eine vordefinierte Genehmigungs- und Qualifizierungsprozedur gibt.
- Informationen für die Anwender über die Verfügbarkeit von Dienstleistungen (Services) und wie diese zu beschaffen sind bereitzustellen.
- Das Beziehen und Liefern der Komponenten von beantragten Standarddienstleistungen (Standard Services, wie z. B. Lizenzen oder Softwaremedien).
- Assistieren mit generellen Informationen bei Beschwerden oder Kommentaren/Vorschlägen.

Basiskonzepte

Die meisten Service Requests wiederholen sich von Zeit zu Zeit; somit sollte ein vordefinierter Prozessablauf existieren, der alle Gegebenheiten erfasst, die zur Erfüllung des Antrags (z. B. involvierte Personen oder Support-Gruppen, Umsetzungszeiten und Eskalationspfade) notwendig sind. Service Requests werden in vielen Fällen durch die Durchführung von Standard Change-Prozeduren umgesetzt (siehe hierzu Service Transition / Change Management für weitere Informationen zu Standard Changes). Die Hoheit über die Abwicklung von Service Requests liegt beim Service Desk, der Selbige überwacht, eskaliert und verwaltet und in den meisten Fällen die Anforderung des Anwenders letztendlich auch umsetzt.

Prozessmodell:

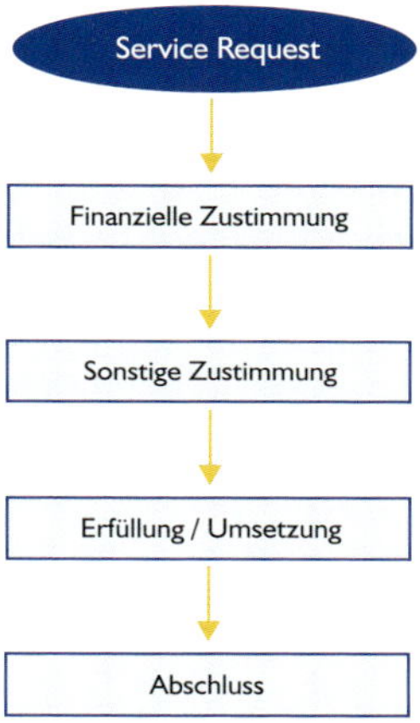

Abb.: Service Request Verlauf

Eröffnen eines Service Request

Request Fulfilment eröffnet hervorragende Möglichkeiten für Selbsthilfepraktiken, bei denen die Anwender selbst einen Service Request stellen können, indem entsprechende Technologien genutzt werden, die in die entsprechenden Service Management Tools verzweigen. Idealerweise kann hier den Anwendern über diverse technologische Möglichkeiten eine Menü-Auswahl präsentiert werden, in der sie selbst ihre Anfragen über vordefinierte Listen und Auswahlmöglichkeiten stellen – entsprechende Erwartungen können über Lieferzeiträume und/oder Implementierungszeiträume (in Bezug zu den SLA-Zielen) erfüllt werden. Wenn in einer IT-Organisation bereits ein Selbsthilfe-IT-Support besteht, macht es Sinn, diesen mit einem Request Fulfilment-System zu kombinieren. Ansonsten können Service Requests auch direkt am Service Desk gestellt werden.

Finanzielle Zustimmung

Ein wichtiger Schritt bei der Verarbeitung des Service Request ist die finanzielle Zustimmung. Häufig haben Service Requests finanzielle Auswirkungen. Die Übernahme der Kosten für die Erfüllung der Anfrage muss vorab sichergestellt werden. Nur wenn die finanzielle Bewilligung erfolgt ist, können die weiteren Schritte des Service Request Fulfilment durchgeführt werden.

Sonstige Zustimmung

In manchen Fällen können weitere Zustimmungen notwendig sein – z. B. für Gesetze oder Richtlinien oder sonstige businessspezifische Anforderungen. Der Prozess

Request Fulfilment muss die Möglichkeit haben, diese Zustimmungen zu definieren und zu prüfen, wenn diese notwendig sind.

Erfüllung

Die eigentliche „Erfüllung", also die Umsetzung der Anfrage, hängt von der Art des Service Request ab. Einige einfache Anfragen werden eventuell vom Service Desk direkt umgesetzt, während andere Anfragen eventuell von speziellen Gruppen und/oder Lieferanten umgesetzt werden müssen. Der Service Desk sollte immer den Fortschritt überwachen bzw. verfolgen und die Anwender informiert halten, unabhängig davon, wer den Service Request letztendlich umsetzt.

Abschluss

Wenn der Service Request umgesetzt wurde, muss eine Rückmeldung an den Service Desk erfolgen, damit dieser Selbigen schließt. Der Service Desk sollte hierbei den gleichen Abschlussprozess wie im Incident Management vornehmen und auch überprüfen, ob der Anwender mit der Umsetzung einverstanden und zufrieden ist.

Rollen innerhalb des Request Fulfilment

Die erste Bearbeitung von Service Requests wird vom Service Desk bzw. den Incident Management-Beteiligten vorgenommen. Die eventuelle Erfüllung des Antrags (Request) wird von einem oder mehreren entsprechenden Service Operation-Teams, Abteilungen und/oder externen Dienstleistern vorgenommen, je nach Vorgehensweise. Oftmals unterstützen das Facility Management, der Einkauf und andere Abteilungen die Erfüllung des Service Request. In den meisten Fällen wird es keine Notwendigkeit für die Einrichtung weiterer Rollen oder Positionen geben.

6.3.4 Problem Management

Einleitung

Die Hauptaufgabe des Problem Management ist das nachhaltige Lösen von Problemen sowie die proaktive Analyse aller Incidents unter dem speziellen Gesichtspunkt der Identifizierung der zugrunde liegenden Ursachen. Darauf basierend gehört auch die Empfehlung von Changes an Configuration Items (CI) durch das Stellen von Requests for Changes (RfC) an das Change Management zu den Aufgaben des Problem Management. Der Prozess Problem Management verwendet Informationen, die durch verschiedene andere Prozesse bereitgestellt werden, beispielsweise durch das Incident Management und Capacity Management.

Zielsetzung

Der Problem Management-Prozess ist für die Steuerung des Lebenszyklus aller Probleme zuständig. Die primäre Aufgabe des Problem Management ist das Verhindern von Problemen, um somit das Aufkommen weiterer Incidents zu vermeiden und, falls Incidents nicht vermieden werden können, zumindest die Auswirkungen zu minimieren.

Basiskonzepte

Formen des Problem Management

Problem Management besteht aus zwei Hauptprozessen:

- Reaktives Problem Management, das grundsätzlich zum Einsatz kommt und genereller Teil der Phase Service Operation ist.
- Proaktives Problem Management, das zwar durch die Service Operation initiiert wird, aber genereller Teil des Continual Service Improvement ist.

Definition des Begriffes „Problem“

Ein Problem ist die unbekannte Ursache für ein oder mehrere Incidents.

Prozessmodell :

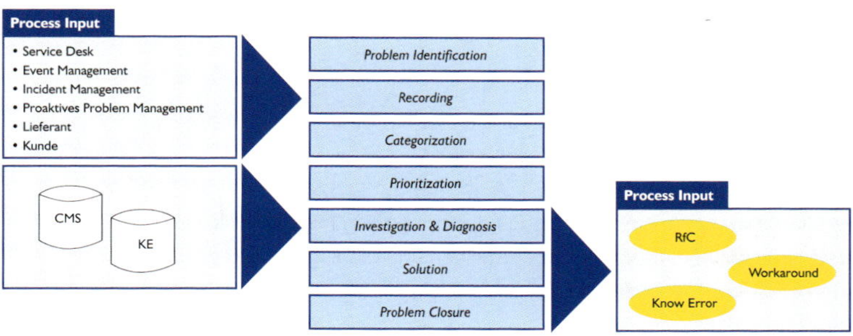

Abb.: Der Problem Management Prozess

Prozessmodell / Hauptaktivitäten:

1. Problem Identification oder auch Problem Detection (Problemidentifizierung)

Es gibt immer verschiedene Wege, Probleme zu identifizieren, aber die häufigsten Szenarien sind:

- Verdacht oder Feststellung einer unbekannten zugrunde liegenden Ursache eines oder mehrerer Incidents durch den Service Desk, resultierend in ein Problem-Tikket – der Service Desk mag zwar den Incident lösen, hat aber keine definitive Ursache festgestellt und vermutet, dass es wahrscheinlich ist, dass sich dieser wiederholt. Somit wird er ein Problem-Ticket öffnen (lassen), damit die zugrunde liegende Ursache erforscht wird. Alternativ können durch globale Probleme auch weitere Incidents entstehen – somit würde auch ein Problem-Ticket ohne jeglichen Zeitverzug eröffnet werden.

- Die Analyse eines oder mehrerer Incidents durch eine (technische) Support-Gruppe ergibt, dass hier ein Problem zugrunde liegt oder zugrunde liegen könnte.

- Automatisierte Entdeckung eines Infrastruktur- oder Applikationsfehlers durch entsprechende Event-/Alarm-Tools, die automatisch ein Incident- oder Problem-Ticket erstellen.

- Benachrichtigung eines externen Lieferanten oder Vertragspartners, dass ein Problem existiert, das gelöst werden sollte.

- Die Analyse von Incidents als Teil des proaktiven Problem Management – mit dem Ziel, Probleme im Voraus zu entdecken und die zugrunde liegende Ursache zu erforschen. Hierdurch werden weitere Incidents proaktiv verhindert.

Häufige und regelmäßige Analysen von Incident- und Problem-Daten müssen vorgenommen werden, damit jegliche Form von Trends identifiziert wird, sobald sie wahrscheinlich wird. Dies erfordert aussagekräftige und detaillierte Kategorisierungen der Incidents / Probleme und regelmäßiges Reporting von Mustern und Zonen mit hohen Auftrittswahrscheinlichkeiten. „Top Ten"-Reportings mit der Möglichkeit, in niedrigeren Levels nachzuforschen, sind bei der Identifizierung von Trends sehr hilfreich. Weitere Details, wie mit entdeckten Trends umgegangen werden soll, sind im Continual Service Improvement enthalten.

2. Recording oder auch Problem Logging (Problemerfassung)

Unabhängig von der Erkennungsmethode müssen alle relevanten Details des Problems erfasst werden, sodass eine vollständige Historie des Problems existiert. Dies muss auch eine Datums- und Zeiterfassung beinhalten, um eine angemessene Steuerung und Eskalation/Weitergabe zu ermöglichen. Die Incidents, die den Problem Record initiiert haben, müssen als Querverweis notiert werden – und damit müssen auch alle relevanten Details aus dem/n Incident Record/s in den Problem Record kopiert werden.

3. Problem Categorization (Problemkategorisierung)

Probleme werden wie Incidents kategorisiert (und es ist empfehlenswert, hier auch das gleiche System zu nutzen), sodass die wahre Natur des Problems zukünftig leichter verfolgt werden kann und wertvolle Management-Informationen gewonnen werden können.

4. Problem Priorization (Problempriorisierung)

Probleme werden, ebenso wie bei der Kategorisierung, analog den Incidents priorisiert. Die Häufigkeit und Auswirkung der betroffenen Incidents werden hier ebenso berücksichtigt. Das Kennzeichensystem, das die Auswirkung (Impact) mit der Dringlichkeit (Urgency) kombiniert, um einen übergeordneten Prioritäts-Level zu definieren, kann zur Priorisierung von Problemen wie auch für Incidents genutzt werden.

5. Problem Investigation and Diagnosis (Problemerforschung und -diagnose)

Es wird eine Untersuchung des Problems durchgeführt, um die Ursache des Problems zu diagnostizieren – die Geschwindigkeit und Tiefe dieser Untersuchung ist von der Größe der Auswirkung, Schwere und Dringlichkeit des Problems abhängig. Es muss der angemessene Grad an Ressourcen und Fachkenntnissen angewandt werden, um eine angemessene Lösung zu finden.

Es gibt in diesem Zusammenhang eine Reihe von Problemlösungstechniken, die für die Diagnose und Lösung eines Problems zur Hilfe genommen werden können und sollten. Das CMS (Configuration Management System) muss hier genutzt werden, um den Grad der Auswirkung und die exakte Schwachstelle (Point of Failure) zu diagnostizieren. Die Datenbank bekannter Fehler (Known Error Database, KEDB) sollte hierzu ebenfalls zu Rate gezogen werden und Problemzusammenhangs-Techniken (wie z. B. eine Schlüsselwortsuche) sollten genutzt werden, um zu überprüfen, ob das Problem schon einmal aufgetreten ist, und, falls ja, um eine Lösung zu finden.

Workaround (Umgehungslösung)
Nach Möglichkeit wird eine Umgehungslösung (Workaround) für die durch das Problem entstandenen Incidents entwickelt. Ein Workaround ist ein temporärer Weg, die Störung zu umgehen. Hier ist es wichtig, dass weiterhin an einer nachhaltigen Lösung gearbeitet wird. In den Fällen, in denen eine Umgehungslösung gefunden wird, muss trotzdem der Problem Record geöffnet bleiben und die Umgehungslösung muss darin dokumentiert werden.

Erstellung eines Known Error Record (bekannter Fehler)
Sobald die Diagnose abgeschlossen wurde und eventuell eine Umgehungslösung gefunden wurde, wird ein Known Error Record erstellt und in der KEDB (Known Error Database) erfasst. Somit wird ermöglicht, dass später auftauchende Incidents oder Probleme sofort identifiziert und die Servicewiederherstellung schneller durchgeführt werden können.

6. Problem Solution (Problemlösung)

Idealerweise sollte eine Lösung angewandt werden, sobald sie gefunden wurde – aber in der Praxis werden oftmals noch Sicherheitsregeln (-schritte) notwendig sein, um sicherzustellen, dass diese Lösung keine weiteren Störungen verursacht. Ist irgendeine Änderung an Configuration Items notwendig, erfordert dies einen gestellten und genehmigten Request for Change (RfC), damit diese Lösung umgesetzt werden darf. Wenn das Problem sehr schwerwiegend ist und die Lösung dringend umgesetzt werden muss, um Geschäftsgründe (-ziele) zu unterstützen, kann auch ein Emergency RfC gestellt und das ECAB (Emergency Change Advisory Board) einberufen werden. Anderenfalls sollte der RfC dem etablierten Normal Change Management-Prozess folgen – und die Lösung sollte nur umgesetzt werden, wenn der RfC genehmigt und terminiert wurde. Inzwischen sollte mithilfe der KEDB das Auftreten weiterer Incidents / Probleme verhindert oder gemindert werden.

7. Problem Closure (Problemabschluss)

Wenn die Problemlösung durch einen RfC umgesetzt wurde (und erfolgreich überprüft wurde) und somit auch die Lösung angewandt wurde, sollte der Problem Record formell geschlossen werden – sowie alle eventuell noch offenen Incidents, die mit diesem Problem in Zusammenhang standen. Zu diesem Zeitpunkt sollte auch eine Überprüfung stattfinden, um sicherzustellen, dass der Problem Record die komplette Historie aller Beschreibungen und Tätigkeiten enthält und, falls nicht, entsprechend ergänzt wird. Der Status verbundener Known Error Records sollte auch aktualisiert werden, um zu zeigen, dass die Lösung erfolgreich umgesetzt wurde.

Rollen innerhalb des Problem Management:

Problem Manager

Für das Problem Management ist die Rolle Problem Manager verantwortlich. Kleinere Organisationen sind eventuell nicht in der Lage, eine Person Vollzeit hierfür abzustellen, und können den Problem Manager vielleicht mit einer anderen Rolle kombinieren. Hier gilt es jedoch zu beachten, dass er letztendlich nicht nur technische Aufgaben wahrnimmt. Der Problem Manager soll die koordinierende Person im Problem Management-Prozess sein. Diese Rolle koordiniert alle Problem Management-Aktivitäten und wird folgende Verantwortlichkeiten besitzen:

- Verbindung zu allen Problemlösungsgruppen, um eine schnelle Lösung innerhalb der SLA-Zeiten zu sichern.
- Besitz und Pflege der Known Error Database. Ansprechpartner für die Aufnahme aller Known Errors und Steuerung von Such- bzw. Lösungsalgorithmen.
- Formelle Schließung aller Problem Records.
- Vereinbaren, Initiieren, Dokumentieren und sonstige Aktivitäten bezogen auf Major Problem Reviews.

Problem-Solving Groups (Problemlösungsgruppen)

Die gegenwärtige Lösung von Problemen wird größtenteils von einer oder mehreren technischen Support-Gruppen und/oder Dienstleistern bzw. Support-Partnern unternommen – dies geschieht unter der Koordination des Problem Managers. Wo ein individuelles Problem schwerwiegend genug ist, um es zu rechtfertigen, wird ein dediziertes Problem Management-Team gegründet, um gemeinsam an diesem bestimmten Problem zu arbeiten. Der Problem Manager hat hier sicherzustellen, dass dem Team genügend Ressourcen und Skills zur Verfügung stehen, und entsprechende Eskalationen und Informationen in der Organisationshierarchie zu kommunizieren.

6.3.5 Access Management (Zugriffssteuerung)

Einleitung

Der Prozess des Access Management ist dafür zuständig, autorisierten Anwendern den Zugriff auf Services zu gewähren und auf der anderen Seite nicht autorisierten Anwendern den Zugriff auf die Services zu verweigern. In diesem Zusammenhang wird auch von einem Rechtemanagement oder einem Identitätsmanagement (Identity Management) gesprochen.

Zielsetzung

Das Access Management stellt den Anwendern einen Service oder eine Gruppe von Services zur Verfügung, indem den Anwendern der Zugriff auf diese Services gewährt wird. Dies ist somit auch die operative Umsetzung von Richtlinien und Aktionen des Security und Availability Management.

Basiskonzepte

Access Management ist der Prozess, der Anwendern den Zugriff auf Services, die im Servicekatalog dokumentiert sind, ermöglicht. Er enthält folgende Grundkonzepte:

- Der Zugriff bezieht sich auf den Grad und das Ausmaß einer Servicefunktionalität oder von Daten, auf die ein Anwender zugreifen darf.
- Identität bezieht sich auf Informationen, die sich individuell unterscheiden und den Status innerhalb der Organisation prüfen. Als Definition: Die Identität eines Anwenders ist eindeutig dem Anwender zugeordnet.
- Rechte (auch Sonderrechte/Privilegien genannt) beziehen sich auf das aktuelle Umfeld, in dem ein User berechtigt ist, Zugriff auf einen Service oder eine Gruppe von Services zu erhalten, und definieren das Ausmaß des Zugriffs. Typische Rechte sind „lesen", „schreiben", „ausführen", „ändern" oder „löschen".
- Services oder Servicegruppen: Die meisten Anwender nutzen nicht nur einen Service. Anwender, die ähnliche Aktivitäten vornehmen, nutzen meist ähnliche Services. Anstatt Zugriff zu jedem einzelnen Service für jeden Anwender separat zu gewähren, ist es effizienter, einzelnen Anwendern oder einer Gruppe von Anwendern Zugriff zu einer Menge von Services zur selben Zeit zu gewähren (wenn entsprechend berechtigt).
- Directory Services beziehen sich auf eine spezielle Art von Tool, das entsprechende Zugriffe und Rechte verwaltet.

Prozessmodell / Hauptaktivitäten

1. Requesting Access (Zugriff anfordern)

Der Zugriff auf Daten oder Services (oder die Verweigerung des Zugriffs) kann über folgende Mechanismen angefordert werden:

- Eine Standardanforderung, erstellt von einem HR-System (Human Resources-System, i. d. R. in der Personalabteilung). Dies könnte generell stattfinden, wenn eine Person eingestellt, befördert, versetzt oder entlassen wird.
- Einen RfC (Request for Change).
- Einen Service Request, beantragt über das Request Fulfilment System.
- Über die Ausführung von vorab genehmigten Scripts oder Optionen (z. B. das Herunterladen einer Applikation von einem Depotserver, wie und wenn es nötig ist).

2. Verification (Überprüfung)

Access Management muss jede Anforderung eines Zugriffs auf einen IT Service von zwei Seiten überprüfen:

- Dass die Identität des Anwenders zweifelsfrei klar ist.
- Dass ein legitimer Grund bzw. Anspruch auf Zugriff auf diesen Service besteht.

Die erste Kategorie ist üblicherweise sichergestellt, wenn die Anwender über einen Usernamen und ein Passwort verfügen. Abhängig von den organisationsinternen Sicherheitsvorschriften wird normalerweise die Benutzung von Username und Passwort als Legitimationsnachweis akzeptiert. Allerdings können für sensiblere Services weitere Identifizierungsmaßnahmen notwendig sein (z. B. biometrisch, der Gebrauch von elektronischen Zugriffsschlüsseln oder Entschlüsselungsvorrichtungen etc.). Die zweite Kategorie verlangt nach einer eigenständigen Überprüfung über die Anforderung des Anwenders hinaus. Zum Beispiel:

- Benachrichtigung der HR, dass die Person ein neuer Mitarbeiter ist und einen Usernamen sowie Zugriff auf den Service oder eine Menge x von Services benötigt.
- Benachrichtigung der HR, dass der Anwender befördert wurde und nun andere oder erweiterte Zugriffsrechte benötigt.
- Autorisierung eines berechtigten Managers (definiert im Prozess).
- Einreichung eines Service Request (inklusive entsprechenden Belegen/Formularen) durch den Service Desk.
- Einreichung eines RfC (inklusive entsprechenden Belegen/Formularen) durch das Change Management oder Ausführung eines vordefinierten Standard Change.
- Eine Richtlinie, die aussagt, dass Anwender Zugriff zu einem bestimmten optionalen Service bekommen, wenn dieser benötigt wird.

Für neue Services sollte der Change Record definieren, welche Anwender oder Anwendergruppen Zugriff zu diesem Service haben dürfen. Das Access Management wird dann entsprechend überprüfen, ob alle diese Anwender immer noch berechtigt sind, und ihnen daraus folgend den Zugriff einräumen, wie es im RfC definiert wurde.

3. Providing rights (Rechtebereitstellung)

Das Access Management entscheidet nicht, wer welchen Zugriff auf IT Services hat. Das Access Management führt die Richtlinien und Vorschriften aus, die vonseiten der Service Strategy und des Service Design definiert werden. Es erzwingt Entscheidungen in Bezug auf die Verweigerung oder Gewährung von Rechten und Zugriffen, anstatt selbst zu entscheiden.

Sobald ein Anwender überprüft wurde, stattet das Access Management den Anwender mit den entsprechenden Rechten aus, die er benötigt, um den Service zu nutzen. In den meisten Fällen wird dies in einer Anforderung für jedes Team oder jede Abteilung resultieren, das oder die diesen Service unterstützt. Wenn möglich, sollte dies automatisiert werden.

Je mehr Rollen und Gruppen existieren, umso eher entsteht ein Rollenkonflikt. In diesem Kontext bedeutet Rollenkonflikt, dass mindestens zwei spezifische Rollen oder Gruppenprofile, wenn sie einem Anwender zugewiesen werden, Probleme mit der Trennung von Pflichten oder Interessenkonflikten hervorrufen. Beispiele hierzu sind:

- Eine Rolle erfordert einen bestimmten Zugriff, während eine andere Rolle diesen Zugriff verweigert.
- Zwei Rollen erlauben einem Anwender, zwei Aktionen durchzuführen, die in der Form nicht kombiniert werden dürften (z. B. ein Anwender kann Zeiterfassungsbelege für ein Projekt erfassen oder kontrollieren und kann aber auch gleichzeitig die Zahlung für dieses Projekt anweisen).

Rollenkonflikte können vermieden werden, indem man vorsichtig bei der Erstellung von Rollen und Gruppen vorgeht. Größtenteils entstehen diese aber durch Vorschriften und Entscheidungen, die außerhalb der Service Operation getroffen werden – entweder durch das Business oder durch verschiedene Projektteams während der Service Design-Phase.

Das Access Management sollte eine regelmäßige Nachprüfung der Rollen und Gruppen durchführen und sicherstellen, dass diese angemessen für den Service sind, den die IT liefert und unterstützt – hinfällige oder ungewollte Rollen und Gruppen sollten hierdurch auch identifiziert und folgerichtig entfernt werden.

4. Monitoring identity status (Überwachung der Identität)
Im Laufe der Zeit ändert sich die Rolle eines Anwenders in einer Organisation und somit auch sein Bedarf an Rechten oder Zugriffen auf Services. Beispiele hierzu sind:

- Änderung der Funktion (Job Change). In diesem Fall benötigt der Anwender eventuell einen unterschiedlichen bzw. anderen Zugriff auf andere oder zusätzliche Services.
- Beförderungen oder Degradierungen. Der Anwender wird eventuell die gleiche Menge an Services nutzen, aber er benötigt einen anderen (erweiterten oder verminderten) Zugriff auf Funktionalitäten oder Daten.
- Versetzungen. In dieser Situation benötigt der Anwender genau dieselben Services, aber in einer anderen Region mit unterschiedlichen Arbeitsanweisungen, Richtlinien und Daten.
- Austritt aus dem Unternehmen. Hier muss der Zugriff auf Daten komplett entfernt werden, damit der User Account nicht als Sicherheitslücke genutzt werden kann.
- Ruhestand. In manchen Organisationen bekommen die Angestellten selbst nach Verlassen des Unternehmens durch eine Ruhestandsregelung noch Zugriff auf eine limitierte Anzahl von Services, z. B. auf Bonussysteme oder Systeme, die einen vergünstigten Mitarbeitereinkauf von Produkten ermöglichen.
- Disziplinare Aktivitäten. In manchen Fällen wird der Zugriff auf Daten bzw. Services eines Anwenders durch die Organisation temporär begrenzt oder entzogen. Hierzu sollte es einen separaten Schritt im Prozess und in den Tools geben, damit verhindert werden kann, dass der Anwender im System gelöscht und neu angelegt werden muss.
- Entlassungen. Wenn ein Angestellter oder Vertragspartner entlassen wird oder gesetzliche Schritte gegen einen Kunden eingeleitet werden (z. B. wenn die Bezahlung eines bestellten Produktes unterlassen wird), sollte der Zugriff umgehend entfernt werden. In Zusammenarbeit zwischen dem Access Management und dem Security Management sollten auch proaktive Maßnahmen vorgenommen werden, um schädliche Aktionen gegen das Unternehmen im Vorfeld erkennen und abwehren zu können.

Das Access Management sollte den typischen Anwenderlebenszyklus für jeden Anwender verstehen, dokumentieren und diese Erkenntnisse nutzen, um den Prozess weiter zu automatisieren. Access Management Tools sollten Aktionen wie das Versetzen eines Anwenders (räumlich oder auch organisatorisch) vereinfachen und, mit entsprechenden Buchungskontrollen versehen, unterstützen.

5. Protokollierung und Erfassung des Zugriffs

Das Access Management sollte nicht nur auf Anfragen reagieren. Es ist ebenso dafür verantwortlich, dass die vergebenen Rechte ordnungsgemäß genutzt werden. In dieser Beziehung muss eine Zugriffsüberwachung und -steuerung in den Überwachungsaktivitäten aller technischen und Applikations-Steuerungsfunktionen sowie aller Service Operation-Prozesse etabliert werden. Ausnahmen sollten durch das Incident Management behandelt werden, z. B. durch das Nutzen eines speziell entwickelten Incident-Modells, um mit dem Missbrauch von Rechten umzugehen.

6. Entfernung oder Beschränkung von Rechten

Genau so, wie das Access Management für die Einrichtung und Gewährung von Rechten zuständig ist, ist es für das Widerrufen der Rechte zuständig. Die Entscheidung hierfür liegt nicht im Access Management! Es führt vielmehr die Entscheidungen und Richtlinien aus, die in der Service Strategy oder im Service Design bzw. durch das Management einer Organisation getroffen wurden.

Rollen innerhalb des Access Management:

Da das Access Management auch Teile des Security und Availability Management umsetzt, sind diese beiden Prozesse auch für die Definition der entsprechenden Rollen verantwortlich. Es ist unüblich für eine Organisation, einen Access Manager zu benennen, obwohl es wichtig ist, dass es einen einzelnen Access Management-Prozess gibt und entsprechende Strategien und Taktiken, bezogen auf das Steuern von Rechten und Zugriffen, existieren. Dieser Prozess und die entsprechenden Strategien und Taktiken sollten von einem Information Security Management definiert und gepflegt sowie von verschiedenen Service Operation-Funktionen ausgeführt werden.

6.4 *Die Funktionen in Service Operation*

Service Desk

Der Service Desk ist der primäre Ansprechpartner für Anwender bei Serviceunterbrechungen, für Serviceanforderungen sowie für einige Kategorien von Änderungsanforderungen (Requests for Change, RfC). Der Service Desk bietet sowohl dem Anwender einen zentralen Ansprechpartner als auch den unterschiedlichsten IT-Gruppen und -Prozessen eine zentrale Koordinationsstelle.

Sofern in einzelnen Fällen detaillierter Support im First Level benötigt wird, der auch entsprechendes Fachwissen aus dem technischen oder Application Management erfordert, werden die benötigten Mitarbeiter dem Service Desk temporär auf Bedarf zugeteilt (virtuelle Zuordnung). Diese Mitarbeiter werden somit vorübergehend Teil des Service Desk.

Der Service Desk ist nicht nur der Eingangskanal für alle Belange der Anwender. Er ist auch die Kommunikationsplattform für jegliche Art von Information für die Anwender.

Technical Management

Das Technical Management liefert benötigtes detailliertes technisches Wissen und Ressourcen, um die dauerhaften Abläufe der IT-Infrastruktur zu betreiben (z. B. Mainframe, Server, Netzwerk etc.). Das Technical Management spielt ebenfalls eine wichtige Rolle beim Design, Testen, Release und bei der Verbesserung von IT Services. In kleinen Unternehmen ist es möglich, dieses Wissen in einer einzelnen Abteilung zu steuern, in größeren Unternehmen jedoch wird dieses Wissen typischerweise nach Spezialisierung in mehrere Fachabteilungen aufgeteilt. In vielen Unternehmen sind die Technical Management-Fachabteilungen auch für ausgesuchte tägliche Abläufe in der IT-Infrastruktur verantwortlich.

Application Management

Das Application Management ist verantwortlich für die Steuerung von Applikationen durch ihren Lebenszyklus. Die Funktion Application Management unterstützt und betreibt im Einsatz befindliche Applikationen. Ebenfalls spielt das Application Management eine wichtige Rolle beim Design, Testen, Release und bei der Verbesserung von Applikationen, die zu einem IT Service gehören.

IT Operations Management

IT Operations Management ist die verantwortliche Funktion für tägliche operative Aktivitäten, die notwendig sind, um die IT-Infrastruktur zu steuern. Dies ist zugeordnet nach definierten Leistungsstandards während des Service Design.

Das IT Operations Management hat zwei Funktionen, die einzigartig sind und hauptsächlich formal-organisatorische Strukturen haben. Diese sind:

- IT Operations Control, die generell mit im Schichtbetrieb tätigen Mitarbeitern besetzt ist und sicherstellt, dass routinemäßige Operationen durchgeführt werden. IT Operations Control führt auch zentralisierte Monitoring- und Steuerungsaktivitäten durch.
- Facilities Management bezieht sich auf das Steuern der physikalischen IT-Umgebung, üblicherweise auf Rechenzentren oder Computerräume. In vielen Unternehmen sind das Technical und das Application Management gemeinsam mit dem IT Operations Management in großen Rechenzentren tätig. In einigen Organisationen wurden viele physikalische Komponenten der IT-Infrastruktur extern ausgelagert und das Facilities Management überwacht die dazugehörigen Verträge.

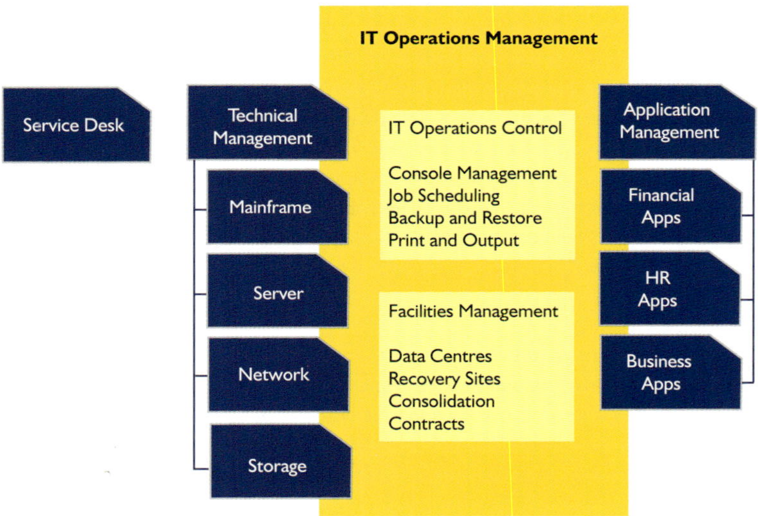

Abb.: IT Operations Management

6.5 Die Rollen in Service Operation

Die wesentlichen Rollen, die besetzt und etabliert werden sollten, sind:

Incident Manager

Er ist verantwortlich für den gesamten Prozessablauf des Incident Management und für die Abwicklung von Major Incidents. Weiterhin erstellt er Berichte für das Management und erarbeitet Vorschläge, um die Effizienz und die Effektivität des Prozesses stetig zu optimieren.

Problem Manager

Der Problem Manager ist der zentrale Ansprechpartner für alle Belange bezüglich der Abwicklung und Verteilung der Aufgaben im Rahmen des Problem Management. Er stellt die Kommunikation mit allen Beteiligten sicher, organisiert die einzelnen Problem Resolution Teams und verantwortet den Inhalt und die Pflege der Known Error Database (KEDB).

Service Desk Manager

Der Service Desk Manager ist für alle Aktivitäten und weiteren Rollen innerhalb des Service Desk verantwortlich. Er fungiert als eine Eskalationsinstanz für seine Mitarbeiter und die anderen Prozess-Manager. Weiterhin liefert er dem Management alle notwendigen Reports aus seinem Bereich und weist auf mögliche geschäftskritische Situationen hin. Dem Change Advisory Board steht er beratend zur Seite.

Super User

Benannte Super User in Organisationen können den Service Desk erheblich entlasten, indem sie die erste Anlaufstelle für die Anwender bilden und kleinere Störungen und Anfragen eigenständig erledigen.

Weiterhin sind die folgenden Rollen beschrieben:

- Service Desk Supervisor und Service Desk Analyst als Rollen unterhalb des Service Desk Managers
- Application Manager und Application Analyst
- Technical Manager, Technical Analysts und Technical Operators
- IT Operations Manager, IT Operations Analyst und IT Operators
- Contract Manager
- Building Manager

6.6 Quick Reference Card Service Operation

ITILv3 Quick Reference Card — Service Operation (SO)

Ziele und Inhalte

- Koordination aller Aktivitäten, um den vereinbarten Service zu liefern.
- Permanentes Management und Support der vorhandenen Technik.
- Kontrolle, Steuerung und Handhabung der täglichen Prozesse.
- Informationssammlung und Analyse für die Kontinuierliche Verbesserung des Tagesgeschäftes.

Prozesse

- Event Management
- Incident Management
- Problem Management (reaktiv)
- Request Fulfillment
- Access Management

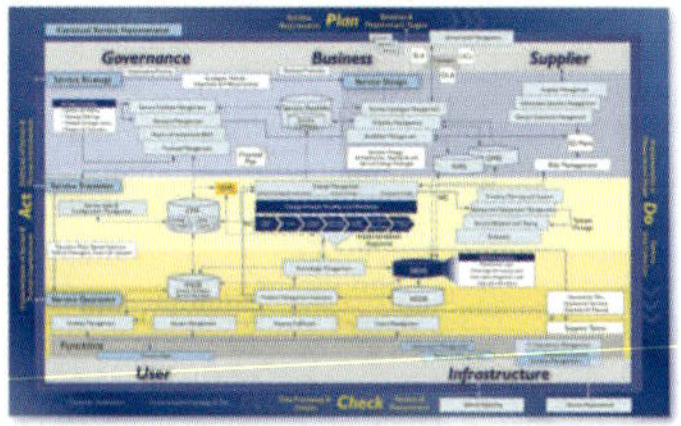

Zentrale Rollen

- Incident Manager
- Problem Manager
- Service Desk Manager
- Service Desk Analyst
- Service Desk Supervisor
- Application Manager
- Application Analyst
- Technical Manager
- ...

Basiskonzepte & Grundprinzipien

- IT Services vs. Technologische Komponenten
- Stabilität vs. Flexibilität
- Quality of Service vs. Cost of Service
- Reactive vs. Proaktive

Funktionen

- Service Desk
- Technical Management
- Application Management
- IT Operation Management
  - Operation Control
  - Facility Management

Benefits

- Qualifizierte Ausführung der operativen Prozesse und Services.
- Integrationsscheibe von Service und Infrastruktur zur Erzeugung des „Customer Value“.
- Sicherstellung der Betriebsbalance zwischen interner IT Sicht und externem Business View.
- Service Operation stellt die Services bereit und betreibt die Services gemäß vereinbarter Service Levels.

7 *Continual Service Improvement*

7.1 *Einführung in Continual Service Improvement (CSI)*

Zielsetzung des Continual Service Improvement
Erhaltung und Verbesserung der Services und des Service Management zur Maximierung der Wertschöpfung für den Kunden

Continual Service Improvement ist für die Identifikation und Implementierung von Aktivitäten zur Verbesserung der IT Services und der Service Management-Prozesse zuständig. Im Fokus steht die Verbesserung der Unterstützung des Business Outcome der Geschäftsprozesse. Ziel ist eine kontinuierliche Anpassung und Neuorientierung der IT Services an die sich immer schneller ändernden Business-Anforderungen. Dies geschieht durch das Review und die Analyse der erreichten Service Level. Des Weiteren werden Empfehlungen für Verbesserungen der Servicequalität für jede Phase des Service Lifecycle erarbeitet. Die Verbesserungen basieren somit auf übergreifenden Betrachtungen. Neben monetären Erwägungen (ROI – Return on Invest) spielen der erzeugte Mehrwert bezüglich weicher Faktoren und strategische Gesichtspunkte (VOI – Value of Investment) eine große Rolle.

7.2 *Wichtige Grundbegriffe des Continual Service Improvement*

Das Continual Service Improvement kennt vier Begrifflichkeiten, die im Zusammenhang mit den Ergebnissen des Service Improvement Verwendung finden:

Improvement (Verbesserung)
Unter einem Improvement versteht man ein positives Ergebnis aus der Prozessleistung bzw. der Serviceerbringung.

Beispiel: Die Reduzierung der Anzahl von fehlgeschlagenen Änderungen, die durch die Verbesserung eines etablierten Change Management erreicht wird.

Benefits (Vorteile)
Benefits sind die Effekte, die durch die Verbesserungen (Improvements) erzielt wurden.

Beispiel: Die Reduzierung der Anzahl von fehlgeschlagenen Änderungen hat dem Unternehmen 310.000 € an Kosten für verlorene Produktivität und Nacharbeiten gespart.

ROI – Return on Invest (Investitionsertrag)

Der ROI drückt die Differenz zwischen dem erzielten Benefit und den Kosten aus, die verursacht wurden, um den Benefit zu erwirtschaften. Dieser Faktor wird in der Regel in Prozent ausgedrückt. Den besten ROI erreicht man, wenn man mit einer kleinen Investition einen großen Benefit erzielen kann. Daher ist der ROI ein Faktor, mit dem die Güte einer Investition ausgedrückt werden kann.
Beispiel: Das Unternehmen hat 200.000 € für die Etablierung eines Change Management-Prozesses ausgegeben. Dieser Change-Prozess hat dem Unternehmen im ersten Jahr eine Ersparnis von 370.000 € gebracht. Der ROI war demnach 170.000 € oder 85 %.

VOI – Value on Invest (Investitionswert)

Der zusätzliche nicht monetäre oder Langzeitwert durch die Etablierung von Benefits wird als VOI bezeichnet. ROI ist eine Untermenge des VOI.
Beispiel: Das Unternehmen etabliert einen Change Management-Prozess (der die Anzahl an fehlgeschlagenen Änderungen reduziert). Damit wird die Fähigkeit des Unternehmens gestärkt, kurzfristig auf Änderungen des Marktes zu reagieren. Zusätzlich wird die Zusammenarbeit der einzelnen an den Änderungen beteiligten Business- und IT-Fachbereichen verbessert und der Ressourceneinsatz optimiert, womit mit dem gleichen Ressourceneinsatz eine größere Anzahl von Aufgaben und Projekten bewältigt werden kann.

PDCA-Modell (Deming Cycle)

Um Prozesse und Services mit einer entsprechenden Qualität designen und implementieren zu können, sind eindeutige Zielsetzungen und konkrete Vorstellungen bezüglich der zu erwartenden Ergebnisse erforderlich. Die Ergebnisse und die darüber hinaus möglichen Verbesserungen und Optimierungsansätze müssen nach einem strukturierten Verfahren kontrollierbar erzielt werden. Man spricht in der Praxis von einem „Process Continuous Improvement Cycle“. Der Modellansatz, der diesem Verfahren zugrunde liegt, wird als Deming Cycle oder PDCA-Modell bezeichnet.
In den 50er Jahren führte der amerikanische Professor W. E. Deming dieses Modell als einen der wichtigsten Mechanismen zur Qualitätsverbesserung in Japan ein. Die Japaner tauften den ursprünglichen Deming-Aktivitätenkreislauf im Unternehmen „Deming Cycle“ und beschrieben damit einen Kreislauf der Verbesserung.

Der Deming Cycle wird in Qualitätsverbesserungsprozessen angewandt. Er besteht aus den vier Schritten Plan, Do, Check und Act, an die sich eine Konsolidierungsphase anschließt, die die schrittweise Verbesserung der IT-Prozesse vor einem Rückfall bewahrt. Während der Konsolidierungsphase führt die Organisation eine Bestandsaufnahme der erreichten Verbesserungen durch und stellt sicher, dass diese in den

IT-Prozessen und Services verankert werden. Die Verbesserungen werden dokumentiert, um die Reproduzierbarkeit der Qualität zu gewährleisten und den erreichten Qualitätsstandard schrittweise zu verbessern.

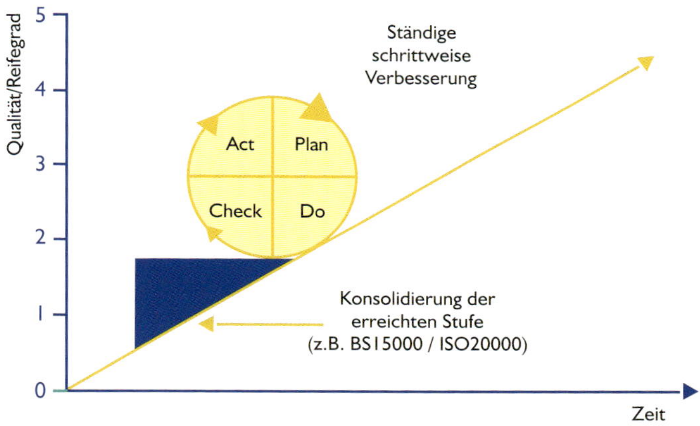

Abb.: *Deming Cycle mit CMM*

Continual Service Improvement Model (CSI-Modell)

Continual Service Improvement liefert praktische Hilfestellungen bei der Auswertung und Verbesserung der Services, des übergreifenden Reifegrads der Organisation und des gesamten Service Lifecycle inklusive der darunter liegenden Prozesse. Es gibt viele unterschiedliche Möglichkeiten und Ansätze für Verbesserungen. Das Continual Service Improvement-Modell beschreibt einen gleich bleibenden Management-Kreislauf für die Umsetzung von kontinuierlichen Verbesserungen.

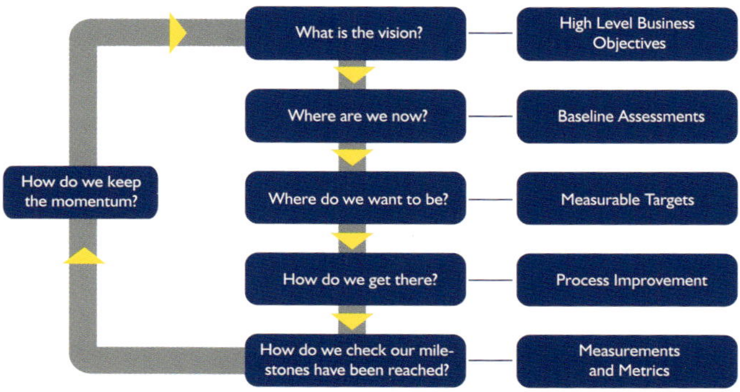

Abb.: CSI-Modell

What is the vision?

Berücksichtigen der Vision für das Service Management, indem die übergreifenden Geschäftsziele verstanden werden. Die Vision muss in Übereinstimmung mit der Business- und IT-Strategie betrachtet werden.

Where are we now?

Basierend auf einem unparteiischen Snapshot wird die momentane Ausgangssituation betrachtet. Dieses Baseline Assessment beinhaltet die Analyse der momentanen Situation des Business, der Organisation, der Menschen, der Prozesse, der Services und/oder der Technologie.

Where do we want to be?

Hier werden die Prioritäten und Ziele der Verbesserungsmaßnahmen festgelegt. Damit werden die messbaren Schritte auf dem Weg zur Umsetzung der Vision definiert.

How do we get there?

Bei diesem Schritt wird der detaillierte CSI-Plan definiert, um eine höhere Service- oder Prozessqualität zu erreichen.

Did we get there?

Bei diesem Schritt wird verifiziert, dass Messmethoden und Metriken etabliert sind, um den Fortschritt und die Zielerreichung der Verbesserungsmaßnahmen objektiv nachweisen zu können.

How do we keep the momentum going?

Abschließend muss überprüft werden, ob die durchgeführten Maßnahmen in der Organisation verankert sind, sodass die erreichte Qualitätsverbesserung nachhaltig Wirkung zeigt.

Hauptgründe für Messungen

Es gibt vier Hauptgründe für das Durchführen von Monitoring und Messungen:

Validieren (to validate)

Messen und Monitoring, um getroffene Entscheidungen zu validieren bzw. zu überprüfen.

Steuerung (to direct)

Hauptsächlicher Grund für Messungen!!! Lenken und Steuern der Aktivitäten auf Basis von zuvor definierten Zielen. Jegliche Aktivität ohne Ziel ist blinder Aktionismus.

Rechtfertigung (to justify)

Messungen liefern Begründungen, warum Aktivitäten notwendig sind.

Eingreifen (to intervene)

Einschalten und Ausführen von Verbesserungsmaßnahmen an einem zuvor definierten Punkt.

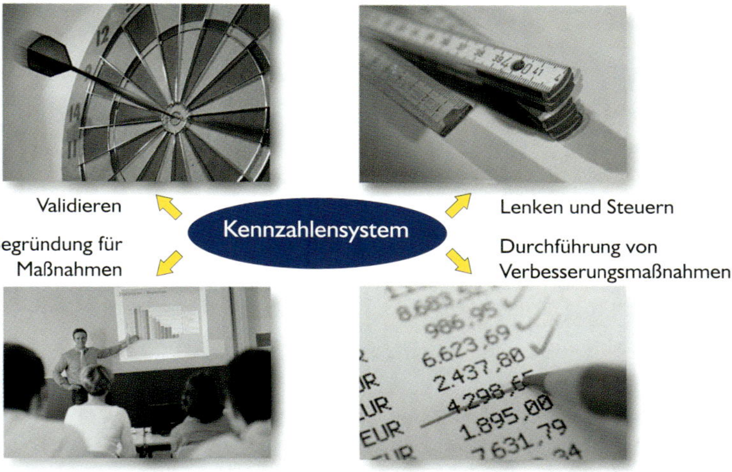

Baseline

Die Baseline ist der dokumentierte und akzeptierte Startpunkt für spätere Vergleiche und GAP-Analysen. In der Regel wird die erste Messung zur Baseline. Baselines gibt es für strategische Ziele, die Prozessreife (taktisch) sowie Metriken und Key Performance-Indikatoren (operationell).

7.3 Die Prozesse und Aktivitäten des Continual Service Improvement

Sieben-Schritte-Verbesserungsprozess (7-Step Improvement Process)

Einleitung und Zielsetzung

Der 7-Step Improvement Process gibt eine konkrete Hilfestellung für die Umsetzung eines Verbesserungszyklus. In sieben Schritten wird beschrieben, wie – ausgehend von der Vision und Strategie der IT und des Business – eine Verbesserung identifiziert und umgesetzt werden kann.

Prozessmodell:

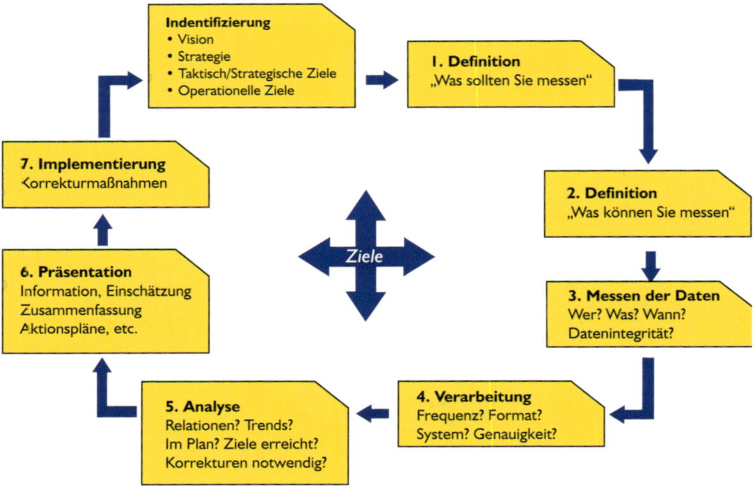

Abb.: 7 Schritte Verbesserungsprozess

1. Definition: „Was sollte gemessen werden?"

Als erster Schritt des Verbesserungsprozesses wird eine Liste zusammengestellt, was für das Verbesserungsziel gemessen werden sollte. Was gemessen werden sollte, wird in der Regel durch die Business-Anforderungen bestimmt. Wichtig ist hier, nicht zu versuchen, jede Eventualität abdecken zu wollen, indem alle möglichen Metriken ausgewählt werden. Die Konzentration auf diejenigen Kennzahlen, die eine wirkliche Aussage über das definierte Verbesserungsziel erlauben, ist ein wesentlicher Erfolgsfaktor.

2. Definition: „Was kann gemessen werden?"

Jede Organisation hat Grenzen bei dem, was aktuell gemessen werden kann. Wenn etwas nicht gemessen werden kann, dann sollte es nicht Bestandteil eines SLA sein. Es ist sinnvoll, eine Liste mit den Metriken anzufertigen, die gemessen werden sollten, aber aktuell nicht gemessen werden können. Es ist möglich, dass neue Tools benötigt werden oder dass Anpassungen vorgenommen werden müssen, um die Möglichkeit zu erlangen, die notwendigen Messungen durchführen zu können.

3. Messen der Daten

Messung der Daten, um die Frage beantworten zu können: „Was erhalten wir?" Die

Daten werden zuerst erfasst (normalerweise durch Service Operation). Die Erfassung/Messung erfolgt auf Basis der definierten Ziele und Zielsetzungen. Die Messdaten sind zu diesem Zeitpunkt im Rohformat ohne Zusammenfassungen bzw. Auswertungen. Eine Organisation muss drei unterschiedliche Typen von Daten sammeln, um die CSI-Aktivitäten umfassend zu unterstützen:

- Technische Metriken – Metriken auf Komponentenebene (z. B. Performance eines Servers)
- Prozess-Metriken – Key Performance-Indikatoren der Service Management-Prozesse (z. B. Anzahl erfolgreich durchgeführter Änderungen im Change Management)
- Service-Metriken – Metriken als Ergebnis einer End-to-End-Betrachtung des Services. Technologie-Metriken werden verwendet, um Service-Metriken zu ermitteln.

4. Verarbeitung

Nach dem Zusammentragen ist der nächste Schritt, die Daten in das benötigte Format zu bringen. Typischerweise werden an dieser Stelle Analyse- und Reporting-Technologien eingesetzt, um die Masse an Daten zu strukturieren und zu verarbeiten. Häufig werden die Daten in ein Format gebracht, das eine End-to-End-Sicht auf die übergreifende Service Performance erlaubt.

5. Analyse der Daten

Hier werden aus Daten Informationen. Es werden Servicelücken sowie Trends analysiert und die Auswirkung auf das Business wird ermittelt.

6. Präsentation

Die Informationen werden aufbereitet, um ein genaues Bild der Ergebnisse der Verbesserungsanstrengungen den verschiedenen Stakeholdern zu präsentieren. Dem Unternehmen werden Informationen auf eine Art und Weise präsentiert, die die Bedürfnisse reflektiert und das Unternehmen darin unterstützt, die nächsten Schritte zu bestimmen.

7. Implementierung von Korrekturmaßnahmen

Das gewonnene Wissen wird als Grundlage verwendet, um Services zu optimieren und Korrekturmaßnahmen zu implementieren. Die Aufgabe des Managements ist es, Probleme zu identifizieren und Lösungen zu präsentieren. Die Maßnahmen, die ergriffen werden müssen, um den Service zu verbessern, werden der Organisation erläutert und kommuniziert. Als Folge dieses Schrittes etabliert die Organisation eine neue Baseline und der Zyklus startet erneut.

7.4 Die Rollen im Continual Service Improvement

CSI-Aktivitäten sind dann erfolgreich, wenn spezifische Rollen und Verantwortlichkeiten definiert und gelebt werden. Potentiell sind diese Rollen keine Vollzeitpositionen. Trotzdem ist es ein wesentlicher Erfolgsfaktor für die erfolgreiche Umsetzung von CSI, dass diese Rollen identifiziert und mit den richtigen Kompetenzen besetzt werden.

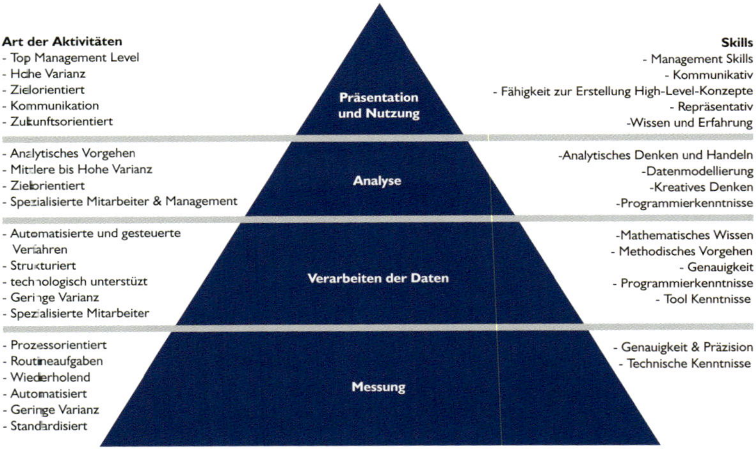

Abb.: Notwendige Aktivitäten und Fähigkeiten im CSI

Service Manager

Der Service Manager koordiniert die Entwicklung, Implementierung, Evaluation und den Betrieb von neuen und bereits existierenden Produkten und Services. Der Service Manager verantwortet übergreifend die Service Management-Prozesse und sorgt für deren optimales Zusammenspiel im Service Lifecycle. Diese Rolle ist die Eskalationsinstanz für die Process Owner/Manager und berichtet direkt dem Sponsor.

CSI Manager

Diese Rolle ist erforderlich für ein erfolgreiches Verbesserungsprogramm. Der CSI Manager ist verantwortlich für den Erfolg aller Verbesserungsaktivitäten über den kompletten Service Lifecycle. Dieser zentrale Punkt der Verantwortlichkeit – kombiniert mit der notwendigen Kompetenz und Autorität – sorgt für ein erfolgreiches Verbesserungsprogramm. Er arbeitet eng mit den Service Ownern zusammen, um Verbesserungsmöglichkeiten zu identifizieren und zu priorisieren. Zusammen mit dem Service Level Manager stellt er sicher, dass die Monitoring-Anforderungen definiert sind und die Service Improvement-Pläne zur Umsetzung kommen. Der CSI Manager stellt sicher, dass alle CSI-Aktivitäten untereinander koordiniert sind.

Service Owner

Der Service Owner ist verantwortlich für einen spezifischen Service, unabhängig davon, von wem die notwendigen technologischen Komponenten, Prozesse oder Ressourcen in der Organisation bereitgestellt werden. Die Service Ownership ist im Service Management genauso wichtig wie die Etablierung der Process Ownership. Der Service Owner repräsentiert den Service in der gesamten Organisation (z. B. im Change Advisory Board). Er ist der Eskalationspunkt für Major Incidents seines Services. Er unterstützt den Service Level Manager bei der Verhandlung der SLA, OLA und UC.

Die hier beschriebenen Rollen stehen unter anderem für die Verkörperung der Konzepte einer serviceorientierten Organisation. Für den Betrieb einer klassischen, technologieorientierten Organisation mögen diese Rollen sehr irrelevant oder überzogen wirken. Für den Betrieb eines nach vorne denkenden, serviceorientierten IT-Partners sind diese Rollen für das Business äußerst wichtig. Verbesserungen entstehen nicht von alleine. Verbesserungen benötigen strukturierte Programme und Prozesse. Diese Rollen beschreiben die Verantwortlichkeiten für diese Verbesserungsprogramme und -aktivitäten.

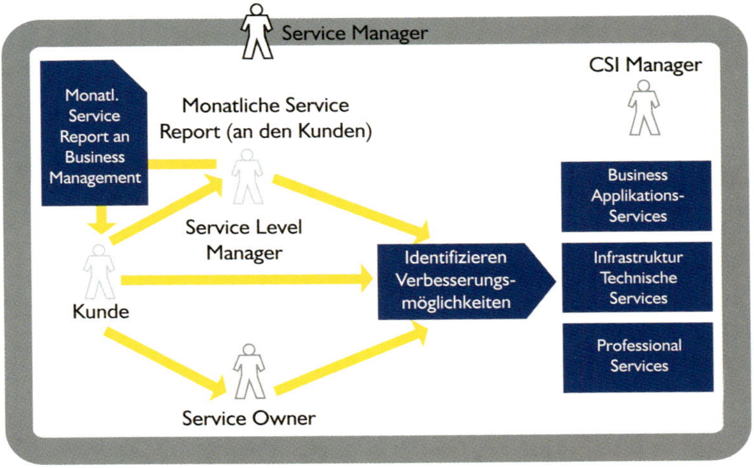

Abb.: Service Management Rollen und Kundenbeteiligung

7.5 Quick Reference Card Continual Service Improvement

ITILv3 Quick Reference Card — Continual Service Improvement (CSI)

Ziele und Inhalte

- Kontinuierliche Anpassung und Neuorientierung der IT Services an die sich ändernden Businessanforderungen.
- Review und Analyse der erreichten Service Level.
- Erarbeitung von Empfehlungen in jeder Phase des Service Life-cycles.
- Improvements auf Basis übergreifender Betrachtung.
- Monetäre Betrachtung (ROI)
- Verstärkte Betrachtung der Investition und Aufbau von Knowhow und Soft Skills (VOI).

Prozesse

- "The 7 step improvement process"
- Service Reporting
- Service Measurement
- Service Level Management (CSI)
- ROI for CSI

Zentrale Rollen

- Service Manager
- CSI Manager
- Knowledge Management Owner
- Reporting Analyst
- ...

Basiskonzepte & Grundprinzipien

- PDCA-Modell (Deming)
- RACI Matrix
- Governance Modelle (Enterprise, Corporate, IT Governance)
- Metriken (Technik, Prozess, Service)
- CSI Model
- Monitoring Loop
- Business Value
- Value of Investment (VOI)

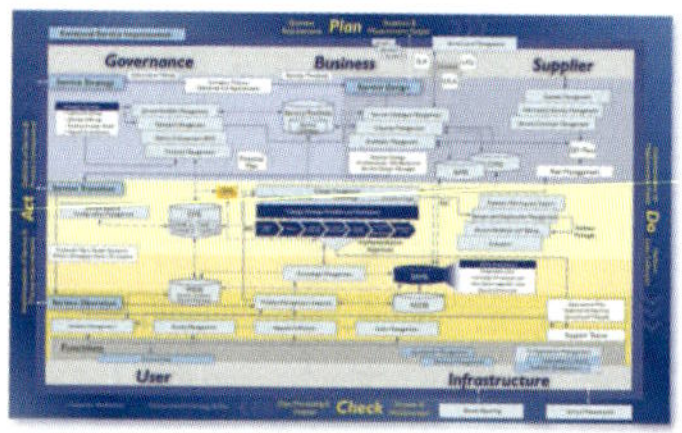

Funktionen

–

Benefits

- Übergreifende Verbesserung der Qualität der Servicebereitstellung zur Unterstützung der Business Prozesse.
- Nachweisbarkeit des Abweichungsgrades zwischen Anforderungen und „Delivery".
- Übergreifende Produktivitätssteigerung und Erhöhung der Effizienzpotentiale.
- Höhere Flexibilität für das Business durch klare und messbare Strukturen.
- Erhöhte Kundenzufriedenheit durch Qualitätskennzahlen gemäß Anforderung.

8 Die Auswahl eines ITSM Tools

8.1 Einführung

Das IT Service Management mit ITIL v3 braucht entsprechende Tools und Werkzeuge. Doch welches Tool ist das richtige für den jeweiligen Einsatzzweck und in welchem Umfang ist eine Software in der Lage, ITIL-Prozesse abzubilden? Um Ihnen als Kunden den „richtigen Weg" zum „richtigen Tool" zu zeigen, haben wir ein Vorgehensmodell entwickelt, dass wir Ihnen auf den folgenden Seiten erläutern.

8.2 Der Verlauf der Tool-Auswahl

Der idealisierte Verlauf der Tool-Auswahl kann in vier Phasen beschrieben werden.

Phasen	Aktivitäten	Ausübender	Ergebnisse
1. Phase Ist-Analyse	- Welche Software befindet sich im Einsatz? - Welche Prozesse sind etabliert?	- Kunde - auf Wunsch Unterstützung durch den Dienstleister: • Interviews beim Kunden • Branchen-Prozess-Templates	- Dokumentation der • genutzten Software • bestehenden Prozesse
2. Phase Soll-Konzept	- Welche Anforderungen bestehen an das Tool? - Welche Gewichtung wird den einzelnen Anforderungen zugeordnet?	- Vorschläge des Dienstleisters - Zustimmung des Kunden	- Individueller Anforderungskatalog - Bewertungsschema
3. Phase Informationsgewinnung	- Welche Tools kommen für den Kunden in Frage? (Grob-Filterung/Vorauswahl) - Wie soll der Fragenkatalog als Grundlage für die Tool-Demonstration aussehen?	- Vorauswahl durch den Dienstleister - Terminabsprache mit Tool-Herstellern durch den Kunden - Serview und Kunde nehmen an den Tool-Demonstrationen teil	- Vorauswahl • maximal 3 bis 5 Tools - Individueller Fragenkatalog mit Ergebnissen der einzelnen Tool-Hersteller
4. Phase Entscheidung	- Welches Tool erweist sich im Ergebnis der (tool-gestützten) Auswertung als am besten geeignet? (Fein-Filterung) - Nimmt der Kunde die Entscheidung an?	- Empfehlung des Dienstleisters - Zustimmung des Kunden	- Individuelle, sachliche und nachvollziehbare Tool-Entscheidung > 1 Tool

Tool-Implementierung: Kunde/Hersteller

Abb.: Vorgehensmodell zur Tool Evaluierung (Quelle: Serview GmbH)

8.3 Phase I: Ist-Analyse

In der ersten Phase der Tool-Auswahl steht die Aufnahme der für jedes Unternehmen individuellen Ist-Situation im Zusammenhang mit der Tool-Evaluierung im Vordergrund.

Folgende Gesichtspunkte sollten hier betrachtet werden:
- Welche Tools befinden sich bereits im Einsatz? Hier spielen nicht nur prozessunterstützende Tools eine Rolle. Auch Tools aus dem operativen IT-Infrastruktur- und System-Management müssen mit betrachtet werden.
- Welche Tool- und Herstellerstrategie wird im Unternehmen bzw. der IT-Organisation verfolgt?
- Welche Daten sind wo und in welchem Format vorhanden?
- Einsatzgebiete der vorhandenen Tools (z. B. System Management, Softwareverteilung etc.)
- Welches Know-how ist in Bezug auf die eingesetzten Tools bei den Mitarbeitern der IT-Organisation vorhanden?
- Welche der o. g. Tools müssen / sollen / können ersetzt werden?
- Welche IT Service Management-Prozesse und -Aktivitäten sind etabliert? Hierbei können auch nicht in ITIL definierte oder nicht ITIL-konform implementierte Prozesse eine wichtige Rolle spielen, die in der IT-Organisation vorhanden sind.
- Werden die IT Services von internen oder externen Dienstleistern ausgeführt?

Zum Abschluss der ersten Phase müssen die gesammelten Erkenntnisse festgehalten und zur Verwendung in den nachfolgenden Schritten aufgearbeitet werden.

8.4 Phase II: Soll-Konzept

Das Ziel der zweiten Phase ist die Erarbeitung eines individuellen Anforderungskatalogs sowie eines Bewertungsschemas für die spätere Evaluierung und Auswahl des IT Service Management Tools. Im Rahmen der Anforderungsdefinition an das Tool werden im Wesentlichen die folgenden Punkte berücksichtigt:
- Welche IT Service Management-Prozesse und -Aktivitäten sollen durch das Tool unterstützt bzw. abgebildet werden?
- Welche Benefits und Ziele sollen durch den Einsatz des Tools erreicht werden? Hierbei ist es wichtig, nur Ziele zu definieren, die klar messbar und spezifisch sind.
- Welche nicht technischen und ITSM-orientierten Rahmenbedingungen müssen bei der Tool-Auswahl beachtet werden (z. B. Budget, Zeit, geplanter bzw. möglicher interner und externer Ressourceneinsatz)?

- Definition und Dokumentation der gewünschten Funktionalitäten und Rahmenbedingungen
- Müssen alle geforderten Funktionalitäten in einem Tool abgebildet werden oder kann eine Kombination von verschiedenen Tools zum Einsatz kommen?
- Gewünschtes Lizenzierungsmodell (z.B. Kauf oder Leasing, Concurrent Licensing etc.)
- Muss die Abbildung der ITSM-Prozesse im Tool ITIL-konform sein?
- In welcher Form sollen die ITSM-Aktivitäten abgebildet werden (z. B. Eskalationen, Priorisierungsmatrizen etc.)?
- Konfigurationsmöglichkeiten
- Support durch den Tool-Hersteller
- technische Rahmenbedingungen (z.B. Datenformate, Schnittstellen, Technologie etc.)

Nachdem der individuelle Anforderungskatalog zusammengestellt ist, müssen die einzelnen Leistungskriterien über eine Gewichtung priorisiert werden. Wie detailliert diese Gewichtung ausgearbeitet werden muss, hängt im Wesentlichen von der Komplexität des Anforderungskataloges ab. Abschließend wird aus der Kombination Gewichtung und Leistungskatalog ein Bewertungsschema erstellt, das die Grundlage für die spätere Auswahl des IT Service Management Tools darstellt.

8.5 *Phase III: Informationsgewinnung*

Derzeit sind es über 170 unterschiedliche Toolsets am Markt erhältlich. Um eine effiziente Tool-Auswahl durchführen zu können, ist als erster Schritt eine Grobfilterung der angebotenen Tools notwendig. Am Ende dieser Grobauswahl sollte eine Beschränkung auf maximal fünf potentielle Kandidaten vorgenommen worden sein. Über die Kandidaten, die in der Vorauswahl übrig geblieben sind, werden anschließend Informationen nach den Vorgaben eines vorgefertigten Fragenkatalog eingeholt. Hierbei ist es sehr wichtig, die Informationen in einer einheitlichen Form abzufragen, dass die gewonnenen Erkenntnisse über die verschiedenen Produkte miteinander vergleichbar sind.

8.6 *Phase IV: Entscheidung*

Auf Grundlage des in Phase II erarbeiteten Leistungskataloges bzw. Bewertungsschemas und der in Phase III gewonnenen Informationen wird nun eine Entscheidungsvorlage erarbeitet.

Die Auswertung wird zeigen, welches Tool unter Berücksichtigung der im Vorfeld festgelegten Kriterien am besten für die Erfüllung der definierten Ziele geeignet ist.

Die auf Grundlage dieses Vorgehensmodells getroffene Entscheidung für ein IT Service Management Tool birgt die folgenden Eigenschaften in sich:

- sachlich auf Fakten beruhend
- jederzeit nachvollziehbar
- auf den individuellen technischen und nicht technischen Anforderungen des Unternehmens und der IT-Organisation beruhend

9 *ITSM Tools*

Warum www.itsmtools.de?

Die zunehmende Ausrichtung von IT-Organisationen und Service Providern an die Geschäftsprozesse ihrer Unternehmen bzw. Kunden hat sich in den letzten Jahren als eine der wichtigsten und umfangreichsten Investitionen herausgestellt. Bei diesen, zum Teil wesentlichen Umstrukturierung in den Organisationen, stehen neben den IT-Prozessen und den Mitarbeitern vor allem die im Unternehmen eingesetzten Tools auf dem Prüfstand.

Zum Einen stellt sich immer wieder die Frage, ob das jeweilige Tool die Prozesse des Unternehmens adäquat unterstützt und zum Anderen, welche ITSM Tools sich zur Zeit am Markt befinden, die eben diese von den Unternehmen geforderten Aufgaben bewerkstelligen können.

Es zählt die Übersicht

Der Software Markt rund um das Thema IT Service Management hat sich in den letzten Jahren stark verändert. Einige etablierte Lösungen sind in der Versenkung verschwunden und viele neue ITSM Tools wurden von den Herstellern entwickelt.
So gibt es neben ITSM-Lösungen, die eine Vielzahl von Prozessen gemäß ITIL (IT Infrastructure Library) abbilden, eine ganze Reihe von Software, die es sich zum Ziel gesetzt hat, nur einzelne Prozesse oder eben das gesamte ITIL Framework zu unterstützen.

Das Portal für alle ITSM Tools

Mit dem Portal haben wir eine Plattform für alle Anbieter von ITSM Lösungen geschaffen. Jeder Toolhersteller kann sein Tool auf einer eigenen Seite präsentieren und die herausragenden Produkteigenschaften vorstellen. Weiterhin bietet die Webseite viele Informationen über Neuigkeiten und Veranstaltungen aus dem ITSM-Umfeld. Abgerundet wird das Angebot durch ein Forum, welches die Kommunikation und den Erfahrungsaustausch zwischen Kunden und Herstellern fördern soll.

9.1 Certified Tool

In der folgenden Übersicht stellen wir Ihnen den Ablauf einer Toolzertifizierung dar. Der gesamte Prozess erstreckt sich hierbei über insgesamt drei Phasen bis zur Vergabe der Auszeichnung. Jede der Phasen kann separat beauftragt werden, um Ihnen eine individuelle Projektierung der Toolzertifizierung zu ermöglichen.

Drei Phasen zum Erfolg

Werden alle drei Phasen erfolgreich abgeschlossen erfolgt die Vergabe des jeweiligen Zertifikats und bei entsprechender Erfüllung der Kriterien eine besondere Auszeichnung Ihres Tools. Der zeitliche Horizont hängt entscheidend von Umfang der Toolevaluierung ab und liegt in der Regel zwischen 6-12 Wochen bis zur Vergabe des Gütesiegels.

Phase 1: ***Assessment***

Inhalt:
- Begleitetes Self-Assessment zur Bewertung des Tools
- Festlegung der Zertifizierungsmöglichkeiten für das Tool (Platin, Gold, Bronze)
- Assessmentbericht inklusive einer Zertifizierungsempfehlung

Phase 2: ***Audit***

Inhalt:
- Self-Assessment durchführen
- Beantwortung der Prozess / Tool relevanten Fragen mit Hilfe des Serview Self-Assessment Fragebogens
- Unterstützung bei Rückfragen und Verständnis
- Audit mit dem Hersteller auf Basis des Fragenkatalogs
- Sichtung der Toolumgebung beim Hersteller
- Sichtung der Toolumgebung bei einem Referenzkunden
- Auditbericht inkl. Aufzeigen von Entwicklungs- und Optimierungsbedarf

Phase 3: ***Report und Zertifizierung***

Inhalt:
- Abschlussbericht inkl. Management Summary
- Zertifikat in der jeweiligen Kategorie
- Glastrophäe
- Zertifikatsübergabe nach Kundenwunsch (im Rahmen einer Veranstaltung, etc.)
- Produkt-Informationen auf www.certifiedtool.de bereitstellen
- Tool-Beschreibung im Internet veröffendlichen
- Pressemitteilung

9.2 *Ausgezeichnet!*

Axios Systems

Axios Systems ist Hersteller und globaler Anbieter von Service Management Softwarelösungen und wird von Gartner im Magic Quadrant für den IT Service Desk 2007 im Challengers Segmenten eingestuft.

www.axiossystems.de

Die Kernlösung assyst ist eine flexibel anpassbare, etablierte Out-of-the-Box Software Suite und beinhaltet gesammeltes Know-how aus nunmehr 20 Jahren Produktentwicklung. Neben standardisierten Schnittstellen zu Third-Party-Produkten verfügt die Lösung auch Datenaustauschmöglichkeiten mit anderen Tools und setzt auf neueste Webtechnologie.

Axios Systems' Engagement rund um die IT Infrastructure Library (ITIL) und den Best Practice Prinzipien wird durch die Zertifizierungen unserer Softwarelösung bei Pink Verify oder Serview unterstrichen.

FrontRange Solutions

www.frontrange.de

FrontRange Solutions ist einer der führenden Anbieter für IT-Service- und PC-Lifecycle-Management. Das 1989 gegründete Unternehmen verbindet seine Lösungen „FrontRange Service Management" und „enteo PC Lifecycle Management" über die voll integrierte Plattform „FrontRange Foundation". Das Portfolio ergänzt „FrontRange Voice", eine innovative VoIP-Contact-Center-Software für die Automatisierung des First-Level-Supports. Außerdem profitieren FrontRange-Kunden von GoldMine Enterprise Edition", einer leistungsstarken Suite für CRM. Abgerundet wird das Angebot von „Centennial Discovery", „Centennial License Manager", und „Centennial Device-Wall".

Die deutsche Zentrale in Unterschleißheim bei München ist mitverantwortlich für die Region Zentral- und Osteuropa.

iET Solutions

iETSolutions®
ITIL Enabling Technology
www.iet-solutions.de

iET Solutions ist globaler Anbieter von Software-Lösungen für das IT Service Management und wird im Gartner Magic Quadrant als eines der aufsteigenden Unternehmen geführt. Unsere Lösung iET ITSM ist an ITIL ausgerichtet und wurde von PinkVerify und Serview zertifiziert. Weltweit setzen in 26 Ländern über 600 Unternehmen unsere Lösungen ein.

iET ITSM deckt die Prozesse Incident, Problem, Change, Release, Configuration, Service Level und Availability Management sowie Self-Service ab. Zur kosteneffizienten Verwaltung und Kontrolle der IT-Infrastruktur (CMS/CMDB) sowie zur Prozessoptimierung bieten wir ergänzende Komponenten an.

Wir unterstützen Unternehmen dabei, IT Services in Einklang mit den Unternehmenszielen zu bringen und komplexe Umgebungen besser zu verwalten und zu betreuen.

Wendia

Wendia
"MAKING SERVICE MANAGEMENT HAPPEN"
www.wendia.de

Mit der ITIL V2/V3 zertifizierten Wendia Lösung POB (Point of Business) leisten Service- und Support-Organisationen im privatwirtschaftlichen und öffentlichen Bereich seit 1990 Top-Service für zufriedene Kunden.

Die modulare Service Management Software bietet neben den geläufigen Lösungen für Service Desk Management, Configuration & Asset Management, Service Level Management und Project & Change Management ergänzend Module für Einkaufs-, Lager-, Wissens- und Ressourcen-Management. Einfache Upgrades ohne Anpassungsverluste und hoher Bedienkomfort zeichnen Wendias Lösung aus.

Service Provider und Unternehmen aus der Pharma- und Lebensmittelindustrie loben POB besonders für das präzise Zeiterfassungs- und Abrechnungssystem und die gesetzeskonforme Umsetzung von Change-Prozessen.

Serview www.serview.de

Die Serview GmbH ist die führende Unternehmensberatung, die sich auf Business-IT-Alignment durch ganzheitliche Beratungs- und Schulungsleistungen spezialisiert hat.

OGC www.ogc.co.uk

Das Office of Government Commerce (OGC) ist der britischen Finanzverwaltung unterstellt und kümmert sich um die Verbesserung der zentralen Verwaltungsprozesse. Die OGC hat die ITIL Best Practice-Standards erstellt und ist im Besitz der Rechte von ITIL.

APMG www.apmgroup.co.uk

Die APM Group ist der Rechteinhaber, der im Namen des OGC Unternehmen wie die Serview durch eine Akkreditierung befähigt, offizielle ITIL-, PRINCE2™- und M_o_R-Schulungen durchzuführen.

IT Service Management Institute www.itsmi.de

Das IT Service Management Institute ist eine vom Ansatz her unabhängig agierende Organisation als Kommunikationsplattform rund um das Thema ITIL. Durch verschiedene Events wird Anwendern von ITIL eine Bühne für den Erfahrungsaustausch und die Informationsgewinnung geboten.

IT Service Management Event www.itsmi-kongress.de

Der jährliche ITSM-Event „meetIT!L" ist der Treffpunkt im deutschsprachigen Raum von Anwendern und Herstellern für den Austausch von Best Practices. Er ist Kongress, Fachmesse und Forum in einem.

Certified Tool www.certifedtool.de

Certified Tool ist das weltweite Gütesiegel für alle ITSM-Tools. Mit der Auszeichnung demonstrieren Toolhersteller, dass sie eine gewisse Anzahl an ITIL-Prozessen mit ihren Softwareprodukten adäquat unterstützen oder abbilden können.

PRINCE2™ Forum www.prince2.de

Das PRINCE2™ Forum ist eine vom Ansatz her unabhängig agierende Organisation als Kommunikations- und Informationsplattform rund um das Thema PRINCE2™.

ITSMF www.itsmf.de

Das ITSMF ist eine unabhängige und international anerkannte Organisation für IT Service Management.

Serview im World Wide Web...

Serview Group
Das Unternehmensportal der Serview Gruppe.
Die Serview ist das führende Beratungs- und Trainingsunternehmen im deutschsprachigen Raum für Business IT Alignment.
www.serview.de

IT Service Management Institute
Erweitern Sie Ihren „ITIL-Horizont" und werden Sie Mitglied beim ITSM Institute. Das Institute versteht sich als eine Interessensgemeinschaft und als ein Forum für den Erfahrungsaustausch und die Diskussion für Menschen, die sich mit IT Service Management beschäftigen.
www.itsmi.de

Business IT Alignment Kongress
Der meetITIL ist nicht nur eine Veranstaltung zum Thema ITIL, sondern ein Erlebnis!
www.itsmi-kongress.de

ITIL-Blog
Der deutschsprachige Blog zum Thema ITIL Version 3.
www.itil-blog.de

ITIL-Exchange
Serview knüpft mit dem jährlichen ITIL Service Manager Meeting im Öschberghof an die außergewöhnlichen Service Manager Events an. Serview, als der Spezialist für ITSM & ITIL, sucht den Kontakt zu Ihnen und damit den aktiven Informationsaustausch zwischen Profis.
www.itil-exchange.de

Serview Shop
Der Online-Shop rund um das Thema Business IT Alignment und ITIL.
www.shop.serview.de

ITSM Tools
Sie sind auf der Suche nach dem richtigen ITSM-Tool? Auf diesen Seiten finden Sie Informationen über die am Markt befindlichen ITSM-Lösungen.
www.itsmtools.de

IT Governance Center
Das IT Governance Center (ITGC) vereint Netzwerk und Wissen zu einer einmaligen Plattform.
www.itgc.de

PRINCE2 Forum
Das PRINCE2-Forum ist ein Club, in dem Menschen und Unternehmen zusammenkommen, die sich mit Projekt Management nach PRINCE2 beschäftigen oder beschäftigen wollen.
www.prince2.de

CIO Business Van
Fahren Sie dem Business entgegen. Kostenlos. Im CIO-Business-Van
www.cio-businessvan.de

Michael Kresse
Als Awareness-Manager, Eventredner und BITA-Trainer ist Michael Kresse einem breiten Publikum durch weit über 1.000 ITIL-Auftritte mit mehr als 30.000 Teilnehmern u.a. im Rahmen von Awareness- und Großveranstaltungen bekannt.
www.michaelkresse.de

BITA-Forum
Das BITA-Forum ist Dachorganisation der spezialisierten Expertenforen, die Business IT-Alignment ausmachen.
www.bita-forum.de

11 Glossar

A

Abschluss [Closure]-(Service Operation) Ändern des Status eines Incident, Problems, Change etc. in „Geschlossen".

Access Management [Access Management] - (Service Operation) Der Prozess, der für die Zulassung der Nutzung von IT Services, Daten und anderen Assets durch Anwender verantwortlich ist. Das Access Management bietet Unterstützung beim Schutz der Vertraulichkeit, Integrität und Verfügbarkeit von Assets, indem sichergestellt wird, dass nur berechtigte Anwender auf die jeweiligen Assets zugreifen oder Änderungen an diesen vornehmen können. Das Access Management kann auch als Berechtigungs-Management oder Identitäts-Management (Identity Management) bezeichnet werden.

Aktivität [Activity]- Eine Gruppe von Aktionen, anhand derer ein bestimmtes Ergebnis erzielt werden soll. Aktivitäten werden in der Regel als Teil von Prozessen oder Plänen definiert und als Verfahren dokumentiert.

Alarm [Alert] - (Service Operation) Eine Warnung, dass ein Grenzwert erreicht oder eine Änderung vorgenommen wurde bzw. dass ein Ausfall aufgetreten ist. Ein Alarm wird häufig über System Management Tools erstellt und verwaltet; die Verwaltung erfolgt im Event Management Prozess.

Analyse der zugrunde liegenden Ursache - (Root Cause Analysis, RCA) [Root Cause Analysis (RCA)] (Service Operation) Eine Aktivität, die die zugrunde liegende Ursache eines Incident oder Problems identifiziert. Die RCA konzentriert sich in der Regel auf Ausfälle in der IT-Infrastruktur. Siehe Serviceausfallanalyse.

Anforderung [Requirement] - (Service Design) Die formale Formulierung dessen, was benötigt wird. Zum Beispiel eine Service Level Anforderung, eine Projektanforderung oder die Anforderung der erforderlichen Lieferergebnisse für einen Prozess. Siehe Statement of Requirements.

Application Management [Application Management] - (Service Design) (Service Operation) Die Funktion, die für die Verwaltung von Anwendungen während ihres gesamten Lebenszyklus verantwortlich ist.

Application Sizing (Kapazitätsermittlung für neue oder geänderte Anwendungen) [Application Sizing] - (Service Design) Die Aktivität, mit der Informationen zu den Anforderungen an die Ressourcen ermittelt werden, die für die Unterstützung einer neuen Anwendung oder für die Durchführung umfassender Changes in vorhandenen Anwendungen erforderlich sind. Das Application Sizing soll dabei sicherstellen, dass der IT Service die vereinbarten Service Level Ziele für die Kapazität und die Performance erreicht.

Asset [Asset] - (Service Strategy) Bezeichnung für jedwede Ressource oder Fähigkeit. Die Assets eines Service Providers umfassen alle Elemente, die zur Erbringung eines Service beitragen können. Assets können folgende Typen einschließen: Management,

Organisation, Prozess, Wissen, Mitarbeiter, Informationen, Anwendungen, Infrastruktur und finanzielles Kapital.

Attribut [Attribute] - (Service Transition) Ein Teil der Informationen zu einem Configuration Item. Beispiele dafür sind der Name, der Standort, die Versionsnummer und Kosten. Attribute von CIs werden in der Configuration Management Database (CMDB) erfasst.Siehe Beziehung.

Ausfallzeit [Downtime] - (Service Design) (Service Operation) Der Zeitraum, in dem ein Configuration Item oder IT Service während der vereinbarten Servicezeit nicht verfügbar ist. Die Verfügbarkeit eines IT Service wird häufig mithilfe der vereinbarten Servicezeit und der Ausfallzeit berechnet.

Auswirkung [Impact] - (Service Operation) (Service Transition) Ein Maß für die Folgen eines Incident, Problems oder Change auf die Business-Prozesse. Die Auswirkung basiert häufig darauf, inwieweit Service Levels betroffen sind. Mithilfe der Auswirkung und der Dringlichkeit erfolgt die Zuweisung einer Priorität.

Availability Management [Availability Management] - (Service Design) Der Prozess, der für die Definition, Analyse, Planung, Messung und Verbesserung sämtlicher Aspekte in Bezug auf die Verfügbarkeit von IT Services verantwortlich ist. Im Availability Management muss sichergestellt werden, dass die gesamte IT-Infrastruktur, sowie sämtliche Prozesse, Hilfsmittel, Rollen etc. für die vereinbarten Service Level Ziele eine entsprechende Verfügbarkeit ermöglichen.

Availability-Plan (Verfügbarkeitsplan) [Availability Plan] - (Service Design) Ein Plan, mit dem sichergestellt wird, dass bestehende und zukünftige Verfügbarkeitsanforderungen für IT Services unter Berücksichtigung der Wirtschaftlichkeit bereitgestellt werden können.

B

Baseline [Baseline] - (Continual Service Improvement) Eine Benchmark, die als Referenzpunkt verwendet wird. Beispiel: • Mit einer ITSM-Baseline als Ausgangspunkt können die Folgen eines Serviceverbesserungsplans gemessen werden. • Mit einer Performance Baseline können Änderungen in der Performance während der Lebensdauer eines IT Service gemessen werden. • Mit einer Configuration Management Baseline kann eine bekannte Configuration einer IT-Infrastruktur wiederhergestellt werden, wenn ein Change oder ein Release fehlschlägt.

Beziehung [Relationship] - Eine Verbindung oder die Interaktion zwischen zwei Personen oder Elementen. Beim Business Relationship Management handelt es sich dabei um die Interaktion zwischen dem IT Service Provider und dem Business. Beim Configuration Management ist eine Beziehung eine Verknüpfung zwischen zwei Configuration Items, die eine gegenseitige Abhängigkeit oder Verbindung kennzeichnet. Beispielsweise können Anwendungen mit den Servern verknüpft sein, auf denen sie ausgeführt werden. IT Services verfügen über zahlreiche Verknüpfungen zu all den

CIs, die zur Bereitstellung des jeweiligen Service beitragen.

Build [Build] - (Service Transition) Die Aktivität in Bezug auf die Gruppierung einer Reihe von Configuration Items als Teil eines IT Service. Der Begriff „Build" bezeichnet auch ein Release, das zur Verteilung freigegeben ist. Beispiele dafür sind ein Server-Build oder ein Laptop-Build.Siehe Configuration Baseline.

Business Capacity Management (BCM) [Business Capacity Management (BCM)] - (Service Design) Im Kontext von ITSM ist das Business Capacity Management die verantwortliche Aktivität, um die zukünftigen Business-Anforderungen für die Verwendung im Capacity-Plan nachzuvollziehen.Siehe Service Capacity Management.

Business Continuity Management (BCM) [Business Continuity Management (BCM)] - (Service Design) Der Business-Prozess, der für den Umgang mit Risiken verantwortlich ist, die zu schwerwiegenden Auswirkungen auf das Business führen können. Das BCM sichert die Interessen der wichtigsten Stakeholder, das Ansehen, die Marke und die wertschöpfenden Aktivitäten des Business. Für den Fall einer Unterbrechung der Geschäftsabläufe werden im BCM-Prozess die Risiken auf ein akzeptables Maß reduziert und eine Planung der Wiederherstellung von Business-Prozessen vorgenommen. Das BCM legt die Ziele, den Umfang und die Anforderungen für das IT Service Continuity Management fest.

Business Relationship Management [Business Relationship Management] - (Service Strategy) Der Prozess oder die Funktion, der bzw. die für die Pflege von Beziehungen zum Business verantwortlich ist. Das BRM umfasst in der Regel:• die Pflege von persönlichen Beziehungen zu Business-Managern• die Bereitstellung von Input zum Service Portfolio Management• die Sicherstellung, dass der IT Service Provider den Business-Anforderungen der Kunden gerecht wirdDieser Prozess ist eng mit dem Service Level Management verknüpft.

Business Service Management (BSM) [Business Service Management (BSM)] - (Service Strategy) (Service Design) Ein Ansatz zur Verwaltung von IT Services, bei dem die unterstützten Business-Prozesse und der Geschäftswert berücksichtigt werden. Dieser Begriff bezeichnet darüber hinaus die Verwaltung von Business-Services, die für Business-Kunden bereitgestellt werden.

Business-Auswirkungsanalyse (Business Impact Analysis, BIA) [Business Impact Analysis (BIA)] - (Service Strategy) Die BIA ist die Aktivität im Business Continuity Management, die die Vital Business Functions und deren Abhängigkeiten identifiziert. Diese Abhängigkeiten können zwischen Suppliern, Mitarbeitern, anderen Business-Prozessen, IT Services etc. bestehen.Die BIA definiert die Wiederherstellungsanforderungen für IT Services. Zu diesen Anforderungen gehören die maximale Wiederherstellungszeit nach einem Ausfall, der tolerierte Datenverlust aufgrund von Ausfällen und die mindestens erforderlichen Service Level Ziele für die jeweiligen IT Services.

Business-Prozess [Business Process] - Ein Prozess, für den das Business verantwortlich ist und der vom Business ausgeführt wird. Ein Business-Prozess ist an der Bereitstellung eines Produkts oder eines Service für einen Business-Kunden beteiligt. Für einen Händler kann beispielsweise ein Einkaufsprozess definiert sein, über den die Bereitstellung von Services für seine Business-Kunden unterstützt wird. Viele Business-Prozesse basieren auf IT Services.

C

Capability Maturity Model (CMM) [Capability Maturity Model (CMM)] - (Continual Service Improvement) Beim Capability Maturity Model for Software (auch als CMM und SW-CMM bezeichnet) handelt es sich um ein Modell, das verwendet wird, um die Best Practices zur Unterstützung eines zu steigernden Reifegrads für Prozesse zu identifizieren. Das CMM wurde am Software Engineering Institute (SEI) der Carnegie Mellon University in den USA entwickelt. Im Jahr 2000 wurde eine Aktualisierung des SW-CMM zur CMMI® (Capability Maturity Model Integration) vorgenommen. Das SW-CMM-Modell mit den zugehörigen Bewertungsmethoden oder dem Schulungsmaterial wird heute nicht mehr vom SEI verwaltet.

Capacity Management [Capacity Management] - (Service Design) Der Prozess, bei dem sichergestellt wird, dass die Kapazität der IT Services und die IT-Infrastruktur ausreicht, um die vereinbarten Service Level Ziele wirtschaftlich und zeitnah erreichen zu können. Beim Capacity Management werden alle Ressourcen, die für die Erbringung von IT Services erforderlich sind, sowie Pläne für kurz- mittel- und langfristige Business-Anforderungen berücksichtigt.

Capacity Management Information System (CMIS) [Capacity Management Information System (CMIS)] - (Service Design) Ein virtueller Speicherort für sämtliche Capacity Management Daten, der in der Regel an mehreren physischen Standorten abgelegt wird. Siehe Service Knowledge Management System.

Capacity-Plan [Capacity Plan] - (Service Design) Ein Capacity-Plan wird verwendet, um die für die Erbringung von IT Services erforderlichen Ressourcen zu verwalten. Der Plan umfasst Szenarios in Bezug auf unterschiedliche Prognosen für Business-Anforderungen sowie Optionen inklusive Kostenkalkulation, um die vereinbarten Service Level Ziele zu erreichen.

Capacity-Planung [Capacity Planning] - Service Design) Die Aktivität innerhalb des Capacity Management, die für die Erstellung eines Capacity-Plans verantwortlich ist.

Change [Change] - (Service Transition) Hinzufügen, Modifizieren oder Entfernen eines Elements, das Auswirkungen auf die IT Services haben könnte. Der Umfang eines Change sollte sämtliche IT Services, Configuration Items, Prozess, Dokumentationen etc. einschließen.

Change Advisory Board (CAB) [Change Advisory Board (CAB)] - (Service

Transition) Eine Gruppe von Personen, die den Change Manager bei der Bewertung, Festlegung von Prioritäten und zeitlichen Planung in Bezug auf Changes beraten. Dieses Gremium setzt sich in der Regel aus Vertretern aller Bereiche des IT Service Providers, dem Business und den Drittparteien wie z. BSuppliern zusammen.

Change Management [Change Management] - (Service Transition) Der Prozess, der für die Steuerung des Lebenszyklus aller Changes verantwortlich ist. Wichtigstes Ziel des Change Management ist es, die Durchführung von lohnenden Changes bei einer minimalen Unterbrechung der IT Services zu ermöglichen.

Change Request (Change-Antrag) [Change Request] - Synonym für Request for Change.

Change Schedule [Change Schedule] - (Service Transition) Ein Dokument, das alle genehmigten Changes und deren geplanten Implementierungsdaten aufführt. Ein Change Schedule wird manchmal auch als „Forward Schedule of Change" (Zeitplan künftiger Changes) bezeichnet, auch wenn der Informationen zu Changes enthält, die bereits implementiert wurden.

CI-Typ [CI Type] - (Service Transition) Eine Kategorie mit der CIs klassifiziert werden. Der CI-Typ identifiziert die erforderlichen Attribute und Beziehungen für einen Configuration Record. Häufige CI-Typen sind: Hardware, Dokumente, Anwender etc.

Cold Standby [Cold Standby] - Synonym für allmähliche Wiederherstellung.

Component Capacity Management (CCM) [Component Capacity Management (CCM)] - (Service Design) (Continual Service Improvement) Der Prozess, der für die Aspekte der Kapazität, Auslastung und Performance von Configuration Items verantwortlich ist. Hier werden Daten für den Einsatz im Capacity-Plan gesammelt, erfasst und analysiert. Siehe Service Capacity Management.

Component Failure Impact Analysis (Analyse der Auswirkungen von Komponentenausfällen, CFIA) [Component Failure Impact Analysis (CFIA)] - (Service Design) Eine Technik, mithilfe derer die Auswirkungen eines CI-Ausfalls auf IT Services ermittelt werden können. Es wird eine Matrix erstellt, die die IT Services den CIs gegenüberstellt. So können kritische CIs (die den Ausfall mehrerer IT Services verursachen können) und anfällige IT Services (die über mehrere Single Points of Failure verfügen) identifiziert werden.

Configuration Baseline [Configuration Baseline] - (Service Transition) Eine Baseline für eine Configuration, die formal vereinbart und über den Change Management Prozess verwaltet wird. Eine Configuration Baseline dient als Basis für zukünftige Builds, Releases und Changes.

Configuration Item (Konfigurationselement, CI) [Configuration Item (CI)] - (Service Transition) Alle Komponenten, die verwaltet werden müssen, um einen IT Service bereitstellen zu können. Informationen zu den einzelnen CIs werden in einem Configuration Record innerhalb des Configuration Management Systems erfasst und über den gesamten Lebenszyklus hinweg vom Configuration Management verwaltet. CIs unterstehen der Steuerung und Kontrolle des Change Management. CIs umfassen vor allem IT Services, Hardware, Software, Gebäude, Personen und formale Dokumentationen, beispielsweise zum Prozess und SLAs.

Configuration Management [Configuration Management] - (Service Transition) Der Prozess, der für die Pflege von Informationen zu Configuration Items einschließlich der zugehörigen Beziehungen verantwortlich ist, die für die Erbringung eines IT Service erforderlich sind. Diese Informationen werden über den gesamten Lebenszyklus des CI hinweg verwaltet. Das Configuration Management ist Teil eines umfassenden Service Asset and Configuration Management Prozesses.

Configuration Management Database (CMDB) [Configuration Management Database (CMDB)] - (Service Transition) Eine Datenbank, die verwendet wird, um Configuration Records während ihres gesamten Lebenszyklus zu speichern. Das Configuration Management System verwaltet eine oder mehrere CMDBs, und jede CMDB speichert Attribute von CIs sowie Beziehungen zu anderen CIs.

CRAMM [CRAMM] - (Service Strategy) Eine Methode und ein Hilfsmittel für die Analyse und Verwaltung von Risiken. CRAMM wurde von der britischen Regierung entwickelt, untersteht jetzt allerdings einer privaten Inhaberschaft. Weitere Informationen dazu finden Sie unter www.cramm.com

D

Definitive Media Library (Maßgebliche Medienbibliothek, DML) [Definitive Media Library (DML)] - (Service Transition) Ein oder mehrere Standorte, an dem die endgültigen und genehmigten Versionen aller Software Configuration Items sicher gespeichert sind. Die DML kann darüber hinaus zugehörige CIs wie Lizenzen und Dokumentationen beinhalten. Die DML ist als einzelner logischer Speicherbereich definiert, auch wenn sie auf verschiedene Speicherorte aufgeteilt ist. Die gesamte Software in der DML untersteht der Steuerung des Change und Release Management und wird im Configuration Management System erfasst. Für ein Release ist ausschließlich der Einsatz von Software aus der DML akzeptabel.

Demand Management [Demand Management] - Aktivitäten, die sich mit dem Bedarf des Kunden an Services befassen und auf diesen Bedarf sowie auf die Bereitstellung der Kapazität Einfluss nehmen, um diesem Bedarf gerecht zu werden. Auf strategischer Ebene kann das Demand Management die Analyse von Business-Aktivitätsmustern und Anwenderprofilen einbeziehen. Auf taktischer Ebene kann es eine differenzierte Leistungsverrechnung einsetzen, um die Nutzung von IT Services bei den Kunden zu Zeiten mit einer geringeren Auslastung zu fördern. Siehe Capacity Management.

Direkte Kosten [Direct Cost] - (Service Strategy) Kosten für die Bereitstellung eines IT Service, die in voller Höhe einem bestimmten Kunden, einem Cost Center, einem Projekt etc. zugeordnet werden. Dazu gehören beispielsweise Kosten für die Bereitstellung von speziell für einen Zweck eingesetzten Servern oder Softwarelizenzen. Siehe Indirekte Kosten.

Dringlichkeit [Urgency] - (Service Transition) (Service Design) Ein Wert, der wiedergibt, wie lange es dauert, bis ein Incident, Problem oder Change maßgebliche Auswirkungen auf das Business hat. Ein Incident mit erheblichen Auswirkungen kann beispielsweise von geringer Dringlichkeit sein, wenn die Auswirkungen das Business bis zum Ende des Geschäftsjahrs nicht beeinträchtigen. Auf der Grundlage der Auswirkung und Dringlichkeit werden Prioritäten zugewiesen.

E

Emergency Change Advisory Board (ECAB) [Emergency Change Advisory Board (ECAB)] - (Service Transition) Eine Teilgruppe des Change Advisory Board, die Entscheidungen zu Notfall-Changes trifft, die umfassende Auswirkungen nach sich ziehen. Über die Zusammensetzung des ECAB kann bei der Einberufung eines Meetings entschieden werden, und diese richtet sich nach der Art des Notfall-Change.

Eskalation [Escalation] - (Service Operation) Eine Aktivität, bei der zusätzliche Ressourcen eingeholt werden, wenn diese erforderlich sind, um den Service Level Zielen oder Kundenerwartungen gerecht zu werden. Eskalationen können innerhalb aller IT Service Management Prozesse erforderlich sein, werden jedoch meistens mit dem Incident Management, dem Problem Management und dem Kundenbeschwerde-Management in Verbindung gebracht. Es sind zwei Eskalationstypen definiert: funktionale Eskalation und hierarchische Eskalation.

Event [Event] - (Service Operation) Eine Statusänderung, die für die Verwaltung eines Configuration Item oder IT Service von Bedeutung ist. Der Begriff „Event" bezeichnet darüber hinaus einen Alarm oder eine Benachrichtigung durch einen IT Service, ein Configuration Item oder ein Monitoring Tool. Bei Events müssen in der Regel die Mitarbeiter des IT-Betriebs aktiv werden, und häufig führen Events zur Erfassung von Incidents.

Event Management [Event Management] - (Service Operation) Der Prozess, der für die Verwaltung von Events während ihres Lebenszyklus verantwortlich ist. Das Event Management ist eine der wichtigsten Aktivitäten des IT-Betriebs.

F

Fault Tree Analysis (Fehlerbaumanalyse, FTA) [Fault Tree Analysis (FTA)] - (Service Design) (Continual Service Improvement) Eine Technik, die zur Ermittlung der Kette von Events eingesetzt werden kann, die zu einem Problem führt. Die Fault Tree Analysis bildet eine Kette von Events anhand einer Boole'schen Notation in einem Diagramm ab.

Financial Management [Financial Management] - (Service Strategy) Die

Funktionen und die Prozesse mit der Verantwortung für den Umgang mit den Anforderungen eines IT Service Providers an die Budgetierung, die Kostenrechnung und die Leistungsverrechnung.

Funktionale Eskalation [Functional Escalation] - (Service Operation) Weiterleiten eines Incident, Problems oder Change an ein technisches Team mit einem erweiterten Erfahrungsschatz, das Unterstützung bei einer Eskalation bieten soll.

H

Hierarchische Eskalation [Hierarchic Escalation] - (Service Operation) Informieren oder Einbeziehen höherer Management-Ebenen zur Unterstützung bei einer Eskalation.

I

Incident [Incident] - (Service Operation) Eine nicht geplante Unterbrechung eines IT Service oder eine Qualitätsminderung eines IT Service. Auch ein Ausfall eines Configuration Item ohne bisherige Auswirkungen auf einen Service ist ein Incident. Beispiel: Ein Ausfall einer oder mehrerer Festplatten in einer gespiegelten Partition.

Incident Management [Incident Management] - (Service Operation) Der Prozess, der für die Verwaltung des Lebenszyklus aller Incidents verantwortlich ist. Wichtigstes Ziel des Incident Management ist eine schnellstmögliche Wiederherstellung des IT Service für die Anwender.

Incident Record [Incident Record] - (Service Operation) Ein Record, der die Details zu einem Incident enthält. Jeder Incident Record dokumentiert den Lebenszyklus eines einzelnen Incident.

Information Security Management (ISM) [Information Security Management (ISM)] - (Service Design) Der Prozess, bei dem die Vertraulichkeit, Integrität und Verfügbarkeit der Assets, Informationen, Daten und IT Services einer Organisation sichergestellt werden. Das Information Security Management ist in der Regel Teil eines organisatorischen Ansatzes für das Security Management, der über den Aufgabenbereich des IT Service Providers hinausgeht, und berücksichtigt die Verwaltung papierbasierter Dokumente, Zutrittsrechte, Telefonanrufe etc. für die gesamte Organisation.

ISO/IEC 20000 [ISO/IEC 20000] - ISO-Spezifikation und Code of Practice für das IT Service Management. ISO/IEC 20000 ist mit der ITIL Best Practice abgestimmt.

ISO/IEC 27001 [ISO/IEC 27001] - (Service Design) (Continual Service Improvement) ISO-Spezifikation für das Information Security Management. Der zugehörige Code of Practice lautet ISO/IEC 17799. Siehe Standard.

IT Service Continuity Management (ITSCM) [IT Service Continuity Management (ITSCM)] - (Service Design) Der Prozess, der für die Verwaltung von Risiken verantwortlich ist, die zu schwerwiegenden Auswirkungen auf IT Services führen können. Das ITSCM stellt sicher, dass der IT Service Provider stets ein Mindestmaß an vereinbarten Service Levels bereitstellen kann, indem die Risiken auf ein akzeptables Maß reduziert werden und eine Wiederherstellungsplanung für IT Services erfolgt. Das ITSCM sollte so konzipiert sein, dass es das Business Continuity Management unterstützt.

IT Service Continuity Plan [IT Service Continuity Plan] - (Service Design) Ein Plan, der die erforderlichen Schritte für eine Wiederherstellung eines oder mehrerer IT Services definiert. Der Plan identifiziert darüber hinaus die Bedingungen für das Auslösen des Plans, die darin zu berücksichtigenden Mitarbeiter, Kommunikationsaspekte etc. IT Service Continuity Pläne sollten Teil eines Business Continuity Plans sein.

K

Kategorie [Category] - Eine benannte Gruppe von Elementen mit bestimmten Gemeinsamkeiten. Kategorien werden bei einer Gruppierung ähnlicher Elemente eingesetzt. Ähnliche Kosten werden beispielsweise in Kostenarten zusammengefasst. Ähnliche Typen von Incidents werden in Incident-Kategorien gruppiert; ähnliche Typen von Configuration Items werden als CI-Typen gruppiert.

Key Performance Indicator (KPI) [Key Performance Indicator (KPI)] - (Continual Service Improvement) Eine Messgröße, die einen Prozess, einen IT Service oder eine Aktivität unterstützen soll. Es können Messungen anhand von zahlreichen Messgrößen erfolgen, es werden jedoch nur die wichtigsten dieser Größen als KPIs definiert und für eine aktive Verwaltung und Berichtserstellung in Bezug auf den Prozess, den IT Service oder die Aktivität eingesetzt. Bei der Auswahl der KPIs sollte die Sicherstellung von Effizienz, Effektivität und Wirtschaftlichkeit berücksichtigt werden. Siehe Kritischer Erfolgsfaktor.

Klassifizierung [Classification] - Zuordnung einer Kategorie zu einem Element. Die Klassifizierung soll eine konsistente Verwaltung und Berichtserstellung sicherstellen. CIs, Incidents, Probleme, Changes etc. werden in der Regel klassifiziert.

Knowledge Base (Wissensdatenbank) [Knowledge Base] - (Service Transition) Eine logische Datenbank, die die vom Service Knowledge Management System verwendeten Daten enthält.

Knowledge Management [Knowledge Management] (Service Transition) Der Prozess, der für die Sammlung, die Analyse, das Speichern und die gemeinsame Nutzung von Wissen und Informationen innerhalb einer Organisation verantwortlich ist. Wichtigster Zweck des Knowledge Management ist eine gesteigerte Effizienz, indem bereits vorhandenes Wissen nicht erneut entwickelt werden muss. Siehe Data-to-Information-to-Knowledge-to-Wisdom, Service Knowledge Management System.

Known Error [Known Error] - (Service Operation) Ein Problem, für das die zugrunde liegende Ursache und ein Workaround dokumentiert wurden. Das Problem Management ist verantwortlich für die Erstellung und Verwaltung von bekannten Fehlern während ihres gesamten Lebenszyklus. Bekannte Fehler können auch von der Entwicklung oder den Suppliern identifiziert werden.

Kritischer Erfolgsfaktor (Critical Success Factor, CSF) [Critical Success Factor (CSF)] - Ein Bestandteil, das für einen erfolgreichen Prozess, (ein erfolgreiches) Projekt, Plan oder IT Service erforderlich ist. Um das Erreichen eines CSF zu messen, werden KPIs eingesetzt. Ein CSF in Bezug auf den „Schutz von IT Services bei der Durchführung von Changes" könnte von KPIs wie „Verringerung des Anteils nicht erfolgreicher Changes" und „Verringerung der Changes, die Incidents verursachen, in Prozent" etc. gemessen werden.

M

Management of Risk (MoR®) [Management of Risk (MoR®)] - Die OGC Methodik zur Verwaltung von Risiken. Das MoR beinhaltet sämtliche Aktivitäten, die erforderlich sind, um potenzielle Risiken zu identifizieren und zu steuern, die sich auf die Erreichung der Business-Ziele einer Organisation auswirken können. Weitere Informationen dazu finden Sie unter http://www.m-o-r.org/.

Mean Time Between Failures (Durchschnittliche Zeit zwischen zwei Ausfällen, MTBF) [Mean Time Between Failures (MTBF)]- (Service Design) Eine Messgröße, die für die Messung und Berichte in Bezug auf die Zuverlässigkeit eingesetzt wird. Die MTBF ist die durchschnittliche Zeit, während derer ein Configuration Item oder IT Service mit der vereinbarten Funktionalität ohne Unterbrechung betrieben oder bereitgestellt werden kann. Diese wird ab dem Zeitpunkt, an dem der Betrieb des CI oder des IT Service gestartet wird, bis zu dem Zeitpunkt eines Ausfalls gemessen.

Mean Time Between Service Incidents (Durchschnittliche Zeit zwischen zwei Service-Incidents, MTBSI) [Mean Time Between Service Incidents (MTBSI)] - (Service Design) Eine Messgröße, die für die Messung und Berichte in Bezug auf die Zuverlässigkeit eingesetzt wird. Die MTBSI ist die durchschnittliche Zeit zwischen einem Ausfall eines Systems oder IT Service bis zum nächsten Ausfall. MTBSI entspricht MTBF + MTRS.

Mean Time To Repair (Durchschnittliche Zeit bis zur Reparatur, MTTR) [Mean Time To Repair (MTTR)] - Die durchschnittliche Zeit, die für die Reparatur eines Configuration Item oder IT Service nach einem Ausfall benötigt wird. Die MTTR wird ab dem Zeitpunkt des Ausfalls des CI oder IT Service bis zur Fertigstellung der Reparatur gemessen. Die MTTR umfasst nicht die Zeit, die zur Instandsetzung oder Wiederherstellung selbst erforderlich ist. Die MTTR wird manchmal fälschlicherweise in der Bedeutung von Mean Time to Restore Service verwendet.

Mean Time to Restore Service (Durchschnittliche Zeit bis zur Wiederherstellung des Service, MTTRS) [Mean Time to Restore Service (MTRS)] - Die durchschnittliche Zeit, die für die Wiederherstellung eines Configuration Item oder IT Service nach einem Ausfall benötigt wird. Die MTRS wird ab dem Zeitpunkt des Ausfalls des CI oder

IT Service bis zur vollständigen Wiederherstellung der normalen Funktionalität gemessen. Siehe Wartbarkeit, Mean Time to Repair.

Modelling (Modellierung) [Modelling] - Eine Technik, die zur Prognostizierung von zukünftigem Verhalten eines Systems, Prozesses, IT Service, Configuration Item etc. verwendet wird. Das Modelling wird häufig im Financial Management, Capacity Management und Availability Management eingesetzt.

O

Operational Level Agreement (Vereinbarung auf Betriebsebene, OLA) [Operational Level Agreement (OLA)] - (Service Design) (Continual Service Improvement) Eine Vereinbarung zwischen einem IT Service Provider und einem anderen Teil derselben Organisation. Ein OLA unterstützt die Bereitstellung von IT Services durch den IT Service Provider für den Kunden. Das OLA definiert die zu liefernden Waren oder Services und die Verantwortlichkeiten der beiden Parteien. Ein OLA könnte beispielsweise bestehen zwischen: • dem IT Service Provider und einer Einkaufsabteilung, um Hardware innerhalb vereinbarter Zeitspannen zu erhalten • dem Service Desk und einer Support-Gruppe, um eine Incident-Lösung innerhalb der vereinbarten Zeit zu erreichenSiehe Service Level Agreement.

P

Plan-Do-Check-Act (Planen-Durchführen-Überprüfen-Handeln) [Plan-Do-Check-Act] - (Continual Service Improvement) Ein Zyklus in vier Phasen für das Prozessmanagement, der auf Edward Deming zurückgeführt wird. „Plan-Do-Check-Act" wird auch als Qualitätszyklus nach Deming bezeichnet. PLAN (Planen): Design oder Überarbeitung von Prozessen, die die IT Services unterstützen DO (Durchführen): Implementierung des Plans und Verwaltung der Prozesse. CHECK (Überprüfen): Messung der Prozesse und IT Services, Vergleich mit den Zielen und Erstellung von Berichten ACT (Handeln): Planung und Implementierung von Changes, um die Prozesse zu verbessern

Post Implementation Review, PIR [Post Implementation Review (PIR)] - Ein Review, der nach der Implementierung eines Change oder eines Projekts erfolgt. Ein PIR stellt fest, ob der Change oder das Projekt erfolgreich ist, und identifiziert Verbesserungsmöglichkeiten.

Priorität [Priority] - (Service Transition) (Service Operation) Eine Kategorie, die verwendet wird, um die relative Wichtigkeit eines Incident, Problems oder Change zu identifizieren. Die Priorität basiert auf der Auswirkung und Dringlichkeit und wird eingesetzt, um den erforderlichen Zeitbedarf für die auszuführenden Aktionen zu ermitteln. Ein SLA kann beispielsweise angeben, dass Incidents der Priorität 2 innerhalb von 12 Stunden behoben werden müssen.

Proactive Problem Management [Proactive Problem Management] - (Service Operation) Teil des Problem Management Prozesses. Das Ziel des proaktiven Problem Management ist die Identifizierung von Problemen, die andernfalls übersehen werden könnten. Das proaktive Problem Management analysiert Incident Records und verwendet Daten, die von anderen IT Service Management Prozessen gesammelt werden, um Trends oder maßgebliche Probleme zu identifizieren.

Problem [Problem] - (Service Operation) Die Ursache für einen oder mehrere Incidents. Zum Zeitpunkt der Erstellung eines Problem Record ist die Ursache in der Regel unbekannt. Für die weitere Untersuchung ist der Problem Management Prozess verantwortlich.

Problem Management [Problem Management] - (Service Operation) Der Prozess, der für die Verwaltung des Lebenszyklus aller Probleme verantwortlich ist. Wichtigstes Ziel des Problem Management ist es, Incidents zu verhindern bzw. die Auswirkungen von Incidents zu minimieren, die nicht verhindert werden können.

R

RACI [RACI] - (Service Design) (Continual Service Improvement) Ein Modell, auf dessen Grundlage Rollen und Verantwortlichkeiten definiert werden. RACI steht für „Responsible“ (zuständig für die Durchführung), „Accountable“ (letztlich verantwortlich für die Aktivität), „Consulted“ (muss/soll beteiligt werden, liefert Input) und „Informed“ (muss über den Fortschritt informiert werden). Siehe Stakeholder.

Release [Release] - (Service Transition) Eine Zusammenstellung von Hardware, Software, Dokumentation, Prozessen oder anderen Komponenten, die für die Implementierung eines oder mehrerer genehmigter Changes an IT Services erforderlich sind. Die Inhalte jedes Releases werden als eine Einheit verwaltet, getestet und implementiert.

Release and Deployment Management [Release and Deployment Management] (Service Transition) Der Prozess, der sowohl für das Release Management als auch für das Deployment verantwortlich ist.

Release Management [Release Management] - (Service Transition) Der Prozess, der für die Planung, den zeitlichen Ablauf und die Steuerung des Übergangs von Releases in Test- und Live-Umgebungen verantwortlich ist. Das wichtigste Ziel des Release Management ist es, sicherzustellen, dass die Integrität der Live-Umgebung aufrechterhalten wird und dass die richtigen Komponenten im Release enthalten sind. Das Release Management ist Teil des Release and Deployment Management Prozesses.

Release Unit [Release Unit] - (Service Transition) Komponenten eines IT Service, die üblicherweise im selben Release veröffentlicht werden. Eine Release Unit umfasst in der Regel genügend Komponenten, um eine nützliche Funktion auszuführen. Eine Release Unit könnte z. B. ein Desktop-PC mit Hardware, Software, Lizenzen, Dokumentation usw. sein. Eine weitere Release Unit könnte die gesamte Anwendung für die Lohnbuchhaltung sein, einschließlich IT-Betriebsverfahren und Anwendertrainings.

Request for Change (RFC) [Request for

Change (RFC)] - (Service Transition) Der formale Antrag zur Durchführung eines Change. Ein RFC beinhaltet Details zum beantragten Change und kann auf Papier oder elektronisch erfasst werden. Der Begriff „RFC" wird häufig fälschlicherweise für einen Change Record oder den Change selbst verwendet.

Request Fulfilment [Request Fulfilment] (Service Operation) - Der Prozess, der für das Management des Lebenszyklus aller Service Requests verantwortlich ist.

S

Service Capacity Management (SCM) [Service Capacity Management (SCM)] - (Service Design) (Continual Service Improvement) Die Aktivität, mit deren Hilfe Erkenntnisse zur Performance und Kapazität von IT Services gewonnen werden. Die Ressourcen, die von jedem IT Service verwendet werden, sowie deren Verwendungsmuster werden für die Nutzung im Capacity-Plan über einen bestimmten Zeitraum erfasst, aufgezeichnet und analysiert.Siehe Business Capacity Management, Component Capacity Management.

Service Continuity Management [Service Continuity Management] - Synonym für IT Service Continuity Management.

Service Design Package [Service Design Package] - (Service Design) Dokumente, in denen alle Aspekte eines IT Service einschließlich dessen Anforderungen für jede Phase des Lebenszyklus des IT Service definiert sind. Ein Service Design Package wird für neue IT Services, umfassende Changes und die Außerkraftsetzung von IT Services erstellt.

Service Desk [Service Desk] - (Service Operation) Der Single Point of Contact für die Kommunikation zwischen Service Provider und Anwendern. Ein Service Desk bearbeitet in der Regel Incidents und Service Requests und ist für die Kommunikation mit den Anwendern zuständig.

Service Knowledge Management System (SKMS) [Service Knowledge Management System (SKMS)] - (Service Transition) Eine Sammlung von Hilfsmitteln und Datenbanken, die zur Verwaltung von Wissen und Informationen verwendet werden. Das SKMS umfasst das Configuration Management System sowie andere Hilfsmittel und Datenbanken. Das SKMS speichert, verwaltet, aktualisiert und präsentiert alle Informationen, die ein IT Service Provider zur Verwaltung des gesamten Lebenszyklus von IT Services benötigt.

Service Level Agreement (Service Level Vereinbarung, SLA) [Service Level Agreement (SLA)] - (Service Design) (Continual Service Improvement) Eine Vereinbarung zwischen einem IT Service Provider und einem Kunden. Das SLA beschreibt den jeweiligen IT Service, dokumentiert Service Level Ziele und legt die Verantwortlichkeiten des IT Service Providers und des Kunden fest. Ein einzelnes SLA kann mehrere IT Services oder mehrere Kunden abdecken. Siehe Operational Level Agreement.

Service Level Anforderung (Service

Level Requirement, SLR) [Service Level Requirement (SLR)] - (Service Design) (Continual Service Improvement) Eine Kundenanforderung für einen Aspekt eines IT Service. SLRs basieren auf Business-Zielen und werden zur Aushandlung vereinbarter Service Level Ziele eingesetzt.

Service Level Management (SLM) [Service Level Management (SLM)] - (Service Design) (Continual Service Improvement) Der Prozess, der für das Verhandeln von Service Level Agreements sowie deren Einhaltung verantwortlich ist. Das SLM soll sicherstellen, dass alle IT Service Management Prozesse, Operational Level Agreements und Underpinning Contracts für die vereinbarten Service Level Ziele angemessen sind. SLM ist für das Monitoring und die Berichterstattung in Bezug auf Service Levels sowie für die regelmäßige Durchführung von Kunden-Reviews zuständig.

Service Portfolio Management (SPM) [Service Portfolio Management (SPM) - (Service Strategy) Der Prozess, der für das Management des Serviceportfolios verantwortlich ist. Beim Service Portfolio Management steht der Wert der Services im Vordergrund, den diese für das Business darstellen.

Service Request (Serviceantrag) [Service Request] - (Service Operation) Eine Anfrage eines Anwenders nach Informationen, Beratung, einem Standard-Change oder nach Zugriff auf einen IT Service. Dabei könnte es sich beispielsweise um das Zurücksetzen eines Passworts oder die Bereitstellung standardmäßiger IT Services für einen neuen Anwender handeln. Service Requests werden in der Regel von einem Service Desk bearbeitet und erfordern üblicherweise nicht die Einreichung eines RFC. Siehe Request Fulfilment.

Servicefähigkeit (Serviceability) [Serviceability] - (Service Design) (Continual Service Improvement) Die Fähigkeit eines Drittanbieters, die Bedingungen eines Vertrags einzuhalten. Dieser Vertrag umfasst den vereinbarten Umfang der Zuverlässigkeit, Wartbarkeit oder Verfügbarkeit für ein Configuration Item.

Servicekatalog [Service Catalogue] - (Service Design) Eine Datenbank oder ein strukturiertes Dokument mit Informationen zu allen Live IT Services, einschließlich der Services, die für das Deployment verfügbar sind. Der Servicekatalog ist der einzige Bestandteil des Serviceportfolios, der an die Kunden ausgehändigt wird. Er unterstützt den Vertrieb und die Bereitstellung von IT Services. Der Servicekatalog enthält Angaben zu Lieferergebnissen, Preisen, Bestellungen und Anfragen sowie Kontaktinformationen. Siehe Vertragsportfolio.

Serviceverbesserungsplan [Service Improvement Plan (SIP)] - (Continual Service Improvement) Ein formeller Plan zur Implementierung von Verbesserungen für einen Prozess oder IT Service.

Single Point of Contact [Single Point of Contact] - (Service Operation) Der Single Point of Contact dient als einzige, konsistente Schnittstelle für die

Kommunikation mit einer Organisation oder einem Geschäftsbereich. Der Single Point of Contact eines IT Service Providers wird in der Regel als „Service Desk" bezeichnet.

Single Point of Failure (SPOF) [Single Point of Failure (SPOF)] - (Service Design) Jedes Configuration Item, das durch einen Fehler einen Incident verursachen kann und für das noch keine Gegenmaßnahme implementiert wurde. Ein SPOF kann eine Person, ein Schritt in einem Prozess oder einer Aktivität oder eine Komponente der IT-Infrastruktur sein. Siehe Ausfall.

Standard-Change [Standard Change] - (Service Transition) Ein vorab genehmigter Change, der von geringem Risiko und relativ häufig eingesetzt wird und einem bestimmten Verfahren oder einer Arbeitsanweisung folgt. Zum Beispiel die Zurücksetzung eines Passworts oder die Bereitstellung der Grundausstattung für einen neuen Mitarbeiter. Für die Implementierung von Standard-Changes sind keine RFCs erforderlich. Sie werden über andere Mechanismen erfasst und verfolgt, wie z. B. über einen Service Request. Siehe Change-Modell.

U

Underpinning Contract (Vertrag mit Drittparteien, UC) [Underpinning Contract (UC)] - (Service Design) Ein Vertrag zwischen einem IT Service Provider und einer Drittpartei. Die Drittpartei stellt Waren oder Services zur Verfügung, die die Bereitstellung eines IT Service für einen Kunden unterstützen. Der Underpinning Contract definiert Ziele und Verantwortlichkeiten, um die in einem SLA vereinbarten Service Level Ziele zu erreichen.

V

Verfügbarkeit [Availability] - (Service Design) Fähigkeit eines Configuration Item oder IT Service, bei Bedarf die dafür vereinbarte Funktion auszuführen. Die Verfügbarkeit wird durch Aspekte in Bezug auf Zuverlässigkeit, Wartbarkeit, Servicefähigkeit, Performance und Sicherheit bestimmt. Die Verfügbarkeit wird in der Regel als Prozentwert ausgedrückt, der häufig basierend auf der vereinbarten Servicezeit und der Ausfallzeit berechnet wird. Gemäß der Best Practice wird die Verfügbarkeit mithilfe von Messgrößen aus dem Business-Ergebnis des IT Service berechnet.

Verifizierung und Audit [Verification and Audit] - (Service Transition) Die Aktivitäten, mit denen sichergestellt wird, dass die Informationen in der CMDB präzise sind und dass alle Configuration Items identifiziert und in der CMDB erfasst wurden. Die Verifizierung beinhaltet routinemäßige Prüfungen im Rahmen von anderen Prozessen. Zum Beispiel die Verifizierung der Seriennummer eines Desktop-PCs, wenn ein Anwender einen Incident meldet. Ein Audit ist eine periodisch durchgeführte, formale Prüfung.

Vertraulichkeit [Confidentiality] - (Service Design) Ein Sicherheitsprinzip, das fordert, dass ausschließlich autorisierte Personen auf Daten zugreifen können.

Vital Business Function (Kritische Business-Funktion, VBF) [Vital Business

Function (VBF)] - (Service Design) Eine Funktion eines Geschäftsprozesses, die für den Erfolg des Business entscheidend ist. Vital Business Functions sind wichtige Faktoren, die beim Business Continuity Management, IT Service Continuity Management und Availability Management berücksichtigt werden müssen.

W

Warm Standby [Warm Standby] - Synonym für zügige Wiederherstellung.

Wartbarkeit (Maintainability) [Maintainability] - (Service Design) Ein Maß dafür, wie schnell und effektiv der normale Betrieb für ein Configuration Item oder einen IT Service nach einem Ausfall wiederhergestellt werden kann. Die Wartbarkeit wird häufig als MTRS gemessen und berichtet. Der Begriff „Wartbarkeit" wird auch im Zusammenhang mit der Entwicklung von Software oder IT Services verwendet, und bezeichnet dann die Fähigkeit, ob ein Change oder eine Reparatur einfach durchgeführt werden kann.

Wiederherstellen [Restore] - (Service Operation) Die Maßnahmen, mit denen ein IT Service den Anwendern im Anschluss an Reparatur und Instandsetzung nach einem Incident wieder zur Verfügung gestellt wird. Dies ist das wichtigste Ziel des Incident Management.

Workaround (Umgehungslösung) [Workaround] - (Service Operation) Die Reduzierung oder Beseitigung der Auswirkungen von Incidents oder Problemen, für die noch keine vollständige Lösung verfügbar sind, z. B. durch den Neustart eines ausgefallenen Configuration Item. Workarounds für Probleme werden in Known Error Records dokumentiert. Workarounds für Incidents, die nicht über zugeordnete Problem Records verfügen, werden in Incident Records dokumentiert.

Z

Zügige Wiederherstellung: [Intermediate Recovery] - (Service Design) Eine Wiederherstellungsoption, die auch als „Warm Standby" bezeichnet wird. Dabei erfolgt die Wiederherstellung des IT Service in einem Zeitraum zwischen 24 und 72 Stunden. Bei der zügigen Wiederherstellung werden in der Regel bewegliche oder feste Anlagen eingesetzt, die über Computersysteme und Netzwerkkomponenten verfügen. Im Rahmen des IT Service Continuity Plans müssen die Hardware und Software konfiguriert und Daten wiederhergestellt werden.

Zugrunde liegende Ursache [Root Cause] - (Service Operation) Die grundsätzliche oder ursprüngliche Ursache für einen Incident oder ein Problem.

Zuverlässigkeit [Reliability] - (Service Design) (Continual Service Improvement) Ein Richtwert, der wiedergibt, wie lange ein Configuration Item oder IT Service seine vereinbarte Funktion ohne Unterbrechung ausführen kann. Wird in der Regel als MTBF oder MTBSI angegeben. Der Begriff „Zuverlässigkeit" bezeichnet auch die Wahrscheinlichkeit, dass Prozesse, Funktionen etc. den gewünschten Output erzielen. Siehe Verfügbarkeit.

ACD	Automatic Call Distribution (Automatische Anrufverteilung)
AM	Availability Management
AMIS	Availability Management Information System
ASP	Application Service Provider
BCM	Business Capacity Management
BCM	Business Continuity Management
BCP	Business Continuity Plan
BIA	Business Impact Analysis
BRM	Business Relationship Manager
BSI	British Standards Institution
BSM	Business Service Management
CAB	Change Advisory Board
CAB/EC	Change Advisory Board / Emergency Committee
CAPEX	Investitionsausgaben (Capital Expenditure)
CCM	Component Capacity Management
CFIA	Component Failure Impact Analysis (Analyse der Auswirkungen von Komponentenausfällen)
CI	Configuration Item (Konfigurtionselement)
CMDB	Configuration Management Database
CMIS	Capacity Management Information System
CMM	Capability Maturity Model
CMMI	Capability Maturity Model Integration
CMS	Configuration Management System
COTS	Commercial off the Shelf
CSF	Critical Success Factor (Kritischer Erfolgsfaktor)
CSI	Continual Service Improvement
CSIP	Continual Service Improvement Program
CSP	Core Service Package
CTI	Computer Telephony Integration
DIKW	Data-to-Information-to-Knowledge-to-Wisdom
eSCM-CL	eSourcing Capability Model for Client Organizationse
SCM-SP	eSourcing Capability Model for Service Providers
FMEA	Fehlermöglichkeiten- und Auswirkungsanalyse (Failure Modes and Effects Analysis)
FTA	Fault Tree Analysis (Fehlerbaumanalyse)
IRR	Interne Zinsfuß-Methode (Internal Rate of Return)
ISGIT	Steering Group
ISM	Information Security Management

ISMS	Information Security Management System
ISO	International Organization for Standardization
ISP	Internet Service Provider
IT	Informationstechnologie
ITSCM	IT Service Continuity Management
ITSM	IT Service Management
itSMF	IT Service Management Forum
IVR	Interaktive Spracherkennung (Interactive Voice Response)
KEDB	Known Error Database
KPI	Key Performance Indicator
LOS	Servicelinie (Line of Service)
MoR	Management of Risk
MTBF	Mean Time Between Failures (Durchschnittliche Zeit zwischen zwei Ausfällen)
MTBSI	Mean Time Between Service Incidents (Durchschnittliche Zeit zwischen zwei Service-Incidents)
MTRS	Mean Time to Restore Service (Durchschnittliche Zeit bis zur Wiederherstellung des Service)
MTTR	Mean Time to Repair (Durchschnittliche Zeit bis zur Reparatur)
NPV	Barwert-Methode (Net Present Value)
OGC	Office of Government Commerce
OLA	Operational Level Agreement (Vereinbarung auf Betriebsebene)
OPEX	Betriebsausgaben (Operational Expenditure)
OPSI	Office of Public Sector Information
PBA	Business-Aktivitätsmuster (Pattern of Business Activity)
PFS	Voraussetzung für den Erfolg (Prerequisite for Success)
PIR	Review nach der Implementierung (Post Implementation Review)
PSA	Projected Service Availability (Voraussichtliche Serviceverfügbarkeit)
QA	Qualitätssicherung (Quality Assurance)
QMS	Quality Management System
RCA	Analyse der zugrunde liegenden Ursache (Root Cause Analysis)
RFC	Request for Change
ROI	Return on Investment (Investitionsertrag)
RPO	Tolerierter Datenverlust aufgrund von Ausfällen (Recovery Point Objective)
RTO	Maximale Wiederherstellungszeit nach einem Ausfall (Recovery Time Objective)
SAC	Serviceabnahmekriterien (Service Acceptance Criteria)
SACM	Service Asset and Configuration Management
SCD	Supplier- und Vertragsdatenbank (Supplier and Contract Database)
SCM	Service Capacity Management
SFA	Serviceausfallanalyse (Service Failure Analysis)

SIP	Serviceverbesserungsplan (Service Improvement Plan)
SKMS	Service Knowledge Management System
SLA	Service Level Agreement
SLM	Service Level Management
SLP	Service Level Package
SLR	Service Level Anforderung (Service Level Requirement)
SMO	Servicewartungsvorgabe (Service Maintenance Objective)
SoC	Separation of Concerns
SOP	Standard Operating Procedures (Standardbetriebsabläufe)
SOR	Statement of Requirements (Anforderungserklärung)
SPI	Service Provider Schnittstelle (Service Provider Interface)
SPM	Service Portfolio Management
SPO	Optimierung der Servicebereitstellung (Service Provisioning Optimization)
SPOF	Single Point of Failure
TCO	Total Cost of Ownership
TCU	Total Cost of Utilization
TO	Technical Observation (Technische Überwachung)
TOR	Terms of Reference (Aufgabenstellung)
TQM	Total Quality Management
UC	Underpinning Contract (Vertrag mit Drittparteien)
UP	Anwenderprofil (User Profile)
VBF	Vital Business Function (Kritischer Fachbereich)
VOI	Value on Investment (Investitionswert)
WIP	In Arbeit (Work in Progress)

13 *Literatur- und Quellenverzeichnis*

Titel	**ISBN-No.**
The Official Introduction to ITIL Service Lifecycle	9780113310616
Service Strategy	9780113310456
Service Design	9780113310470
Service Transition	9780113310487
Service Operation	9780113310463
Continual Service Improvement	9780113310494
Strategisches IT Management, Band 1	3936608342
Kennzahl in der IT	3898642259
Business back to basics	3430139082
Frameworks für das IT Management	9789087530860
itSMF - A Pocket Guide	9780952470625
Projektmanagement auf der Grundlage von PRINCE2™	9789077212646
ISO/IEC 20000: A Pocket Guide	9789077212875
Management of Risk: Guidance for Proctitioners	9780113310388
IT Governance basierend auf COBIT	9789077212417
itSMF - Glossar ITIL v3	

Service Desk

Tel: +49 (0)6172 / 17744-0 Fax: +49 (0)6172 / 17744-99
E-Mail: info@serview.de

Offene Seminare & Anmeldung

Ellen Kresse
E-Mail: education@serview.de

Inhouse Seminare & Consulting

Jana Herrig
E-Mail: inhouse@serview.de

Beratung und Vertrieb

Markus Bause
E-Mail: info@serview.de
Sascha Swidlowski
E-Mail: sales@serview.de

Awarenessveranstaltungen

Michael Kresse
E-Mail: awareness@serview.de

ISO 27001

Torsten Schneider
E-Mail: iso27001@serview.de

COBIT & ISO 38500

Gisela Böndgen
E-Mail: iso38500@serview.de

ISO 20000

Thomas Engelmann
E-Mail: iso20000@serview.de

PRINCE2

Holger Franke
E-Mail: prince2@serview.de